Rezepte für Blutgruppe

O Kochbuch

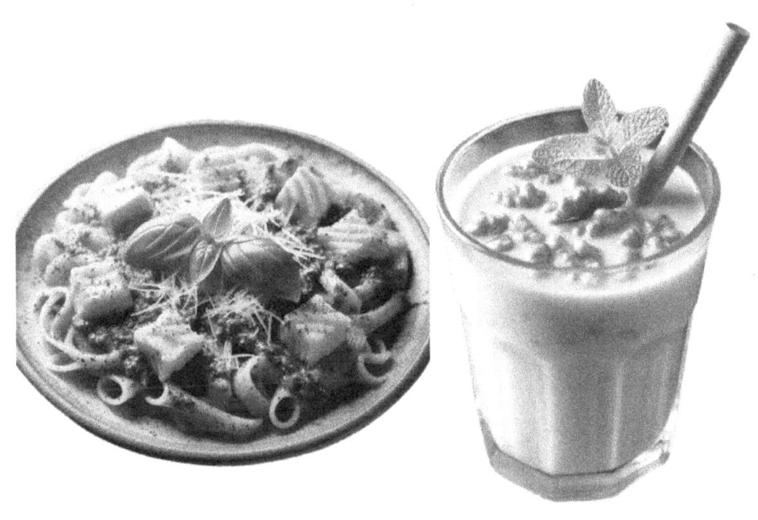

Einfache und köstliche, genetisch maßgeschneiderte Mahlzeiten für Ihr Wohlbefinden!

Noreen Hart

Copyright © 2024 von Noreen Hart

Alle Rechte vorbehalten. Kein Teil dieses Buches darf ohne schriftliche Genehmigung des Urheberrechtsinhabers in irgendeiner Form oder mit irgendwelchen Mitteln, weder elektronisch noch mechanisch, einschließlich Fotokopieren, Aufzeichnen oder durch ein Informationsspeicher- und -abrufsystem, reproduziert oder übertragen werden.

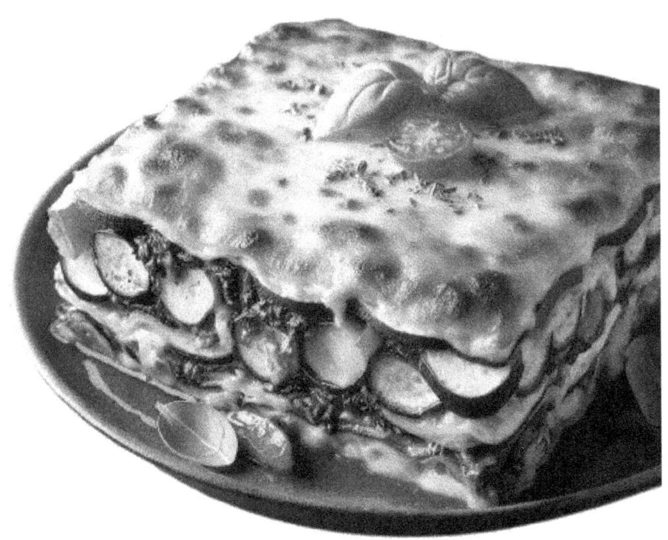

Inhaltsverzeichnis

Haftungsausschluss

Die in diesem Kochbuch bereitgestellten Informationen dienen ausschließlich Bildungszwecken und sollten nicht als medizinischer Rat ausgelegt werden. Die Rezepte und Ernährungsempfehlungen basieren auf allgemeinen Grundsätzen und sind möglicherweise nicht für jeden geeignet.

Es wird empfohlen, einen qualifizierten Arzt oder Ernährungsberater zu konsultieren, bevor Sie wesentliche Änderungen an Ihrer Ernährung vornehmen, insbesondere wenn bei Ihnen bestehende Erkrankungen oder Ernährungseinschränkungen vorliegen.

Autor und Herausgeber haften nicht für etwaige Folgen, die sich aus der Nutzung oder dem Missbrauch der in diesem Kochbuch enthaltenen Informationen ergeben.

Einführung

Hatten Sie schon einmal das Gefühl, dass Sie alle „Regeln" einer gesunden Ernährung befolgen, sich aber trotzdem nicht gut gefühlt haben? Sich auf den Weg zu einer besseren Gesundheit zu machen, kann sowohl berauschend als auch entmutigend sein.

Sind Sie bereit, das Geheimnis der optimalen Gesundheit und Vitalität Ihrer Blutgruppe zu lüften?

Das „Blutgruppe-O-Rezepte-Kochbuch" soll Sie durch den Kern der Blutgruppe-O-Diät führen und bietet nicht nur Mahlzeiten, sondern eine Transformation Ihrer Herangehensweise an das Wohlbefinden.

Dieses Buch ist ein Gespräch, eine gemeinsame Mahlzeit am Tisch des Wissens, bei der jedes Rezept ein Hauch der Ermutigung ist und Ihnen sagt, dass Sie köstliches Essen genießen und gleichzeitig Ihren Körper pflegen können.

In diesem Kochbuch erkunden wir köstliche, für die Blutgruppe O geeignete Rezepte, die Ihnen dabei helfen, sich energiegeladen, ausgeglichen und strahlend gesund zu fühlen.

Stellen Sie sich eine Welt vor, in der jeder Bissen, den Sie zu sich nehmen, auf die Bedürfnisse Ihres Körpers abgestimmt ist und in der Nahrung zu einem Verbündeten auf Ihrer Suche nach Vitalität wird. Das ist das Versprechen der Blutgruppe-O-Diät, und dieses Kochbuch ist Ihr Fahrplan.

Aber das ist nicht alles; Außerdem befassen wir uns mit den Ernährungsrichtlinien und praktischen Tipps, die für den Erfolg der Blutgruppe-O-Diät unerlässlich sind.

Egal, ob Sie ein erfahrener Koch oder ein Küchenneuling sind, Sie werden Inspiration und Anleitung finden, um jede Mahlzeit zu einem Fest der Gesundheit und des Geschmacks zu machen.

Machen Sie sich bereit für eine neue Art des Essens, die Ihre Individualität würdigt und Ihnen die Möglichkeit gibt, erfolgreich zu sein.

Mit diesem Kochbuch als Begleiter werden Sie entdecken, dass es beim Essen entsprechend Ihrer Blutgruppe nicht nur darum geht, eine Diät einzuhalten – es geht darum, einen Lebensstil anzunehmen, der Vitalität, Langlebigkeit und Freude fördert.

Bist du bereit, das mit mir zu machen? Lassen Sie uns loslegen und die köstlichen Möglichkeiten genießen, die Sie erwarten!

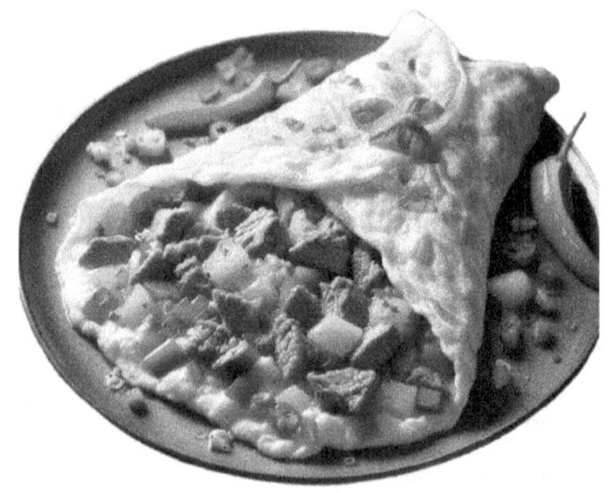

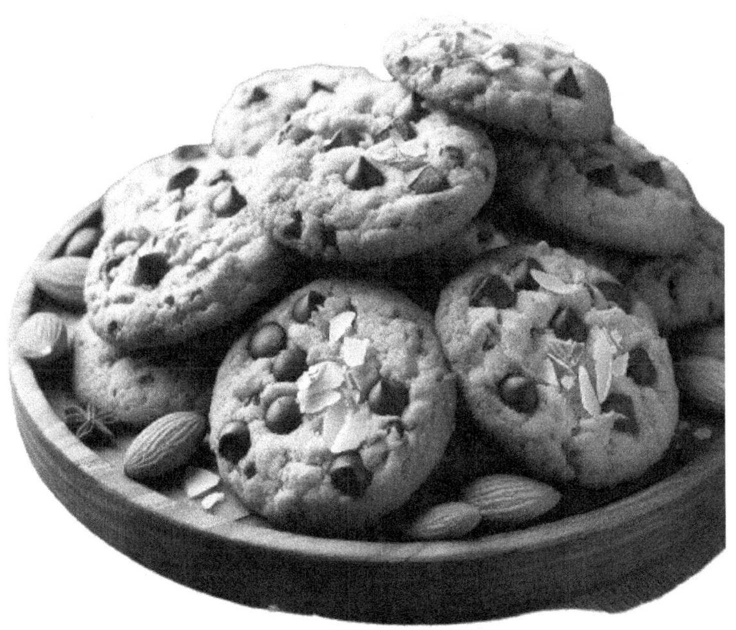

Kapitel 1

Ernährungsrichtlinien für Blutgruppe O

Als Typ O geht Ihr genetisches Erbe auf die prähistorischen Jäger zurück, die vom Land lebten. Dies bedeutet, dass Ihr Körper optimal für eine Ernährung geeignet ist, die den Schwerpunkt auf magere, proteinreiche Lebensmittel und einen geringen Anteil an Getreide, Hülsenfrüchten und Milchprodukten legt.

Konzentrieren Sie sich auf hochwertiges Protein

Als Typ O sollten mageres Fleisch, Geflügel, Fisch und Eier die Grundnahrungsmittel Ihrer Ernährung sein. Ihr Körper hat die Fähigkeit, die hochwertigen Proteine und Nährstoffe aus tierischen Quellen effizient zu verstoffwechseln und zu nutzen. Entscheiden Sie sich nach Möglichkeit für grasgefütterte Bio-Varianten.

Begrenzen Sie Getreide und Hülsenfrüchte

Die Jäger von einst verzehrten nur sehr wenig Getreide und Hülsenfrüchte. Als Typ O fällt es Ihrem Körper schwer, das in diesen Lebensmitteln enthaltene Gluten und die Lektine vollständig zu verdauen, was mit der Zeit zu Entzündungen, Verdauungsproblemen und Gewichtszunahme führen kann. Am besten ist es, Weizen, Roggen, Mais, Bohnen, Linsen und Erdnüsse zu meiden oder stark einzuschränken.

Laden Sie Gemüse auf

Sie sollten bei jeder Mahlzeit mindestens ein Drittel Ihres Tellers mit verschiedenen frischen Gemüsesorten füllen. Zu den nützlichen Gemüsesorten für Typ Os gehören Spinat, Brokkoli, Grünkohl, Zwiebeln, Karotten und Paprika. Diese liefern lebenswichtige Nährstoffe und Ballaststoffe.

Genießen Sie zuckerarme Früchte

Während Typ Os sich von sehr süßen, tropischen Früchten fernhalten sollte, können Beeren, Pflaumen, Grapefruits und andere zuckerarme Früchte in Maßen als gesunde Quelle für Antioxidantien genossen werden.

Gesunde Fette sind der Schlüssel

Im Gegensatz zu anderen Diäten fördert der Typ-O-Plan den Verzehr gesunder Fette aus Olivenöl, Avocados, Kokosnussöl, Nüssen und Samen, um das Sättigungsgefühl und die Gesundheit des Gehirns zu fördern. Achten Sie nur darauf, dass Sie auf Ihre Portionen achten.

Trinke genug

Trinken Sie täglich mindestens 8 Gläser frisches Wasser, um die Verdauung und Entgiftung zu unterstützen. Kräutertees, Gemüsesäfte und moderater Kaffee/Wein können ebenfalls genossen werden.

Indem Sie mageres, nährstoffreiches Protein, faseriges Gemüse, feuchtigkeitsspendende Flüssigkeiten und gesunde Fette priorisieren und gleichzeitig Getreide, Hülsenfrüchte und Milchprodukte einschränken, stimmen Sie Ihre

Ernährung auf Ihre Jäger-Abstammung ab, um optimale Energie, Gewichtskontrolle und allgemeines Wohlbefinden zu erzielen.

Tipps für eine erfolgreiche Blutgruppe-O-Diät

1. **Vorausplanen:** Wenn Sie Ihre Mahlzeiten im Voraus planen, können Sie Ihre Ernährungsziele einhalten. Nehmen Sie sich jede Woche etwas Zeit, um Ihre Mahlzeiten zu planen, eine Einkaufsliste zu erstellen und gesunde Zutaten vorzubereiten. Wenn Sie nahrhafte Optionen zur Hand haben, fällt es Ihnen leichter, Ihren Diätplan einzuhalten.

2. **Konzentrieren Sie sich auf Vollwertkost:** Betonen Sie in Ihrer Ernährung vollwertige, unverarbeitete Lebensmittel wie mageres Fleisch, Fisch, Obst, Gemüse und Nüsse. Diese nährstoffreichen Lebensmittel liefern wichtige Vitamine, Mineralien und

Antioxidantien, die die allgemeine Gesundheit und das Wohlbefinden unterstützen.

3. **Lesen Sie die Etiketten sorgfältig durch:** Lesen Sie beim Einkauf verpackter Lebensmittel die Etiketten sorgfältig durch, um Zutaten zu vermeiden, die möglicherweise nicht mit der Blutgruppe-O-Diät kompatibel sind. Suchen Sie nach Produkten, die frei von Konservierungsmitteln, Zusatzstoffen und künstlichen Farb- oder Geschmacksstoffen sind. Entscheiden Sie sich nach Möglichkeit immer für minimal verarbeitete Optionen.

4. **Trinke genug:** Das Trinken einer ausreichenden Menge Wasser ist für die allgemeine Gesundheit unerlässlich und kann zur Unterstützung der Verdauung, des Stoffwechsels und des Energieniveaus beitragen. Versuchen Sie, mindestens acht Gläser Wasser pro Tag zu trinken, und erwägen Sie Kräutertees oder angereichertes Wasser für zusätzlichen Geschmack und Feuchtigkeitszufuhr.

5. **Hören Sie auf Ihren Körper:** Wenn Sie nach dem Verzehr bestimmter Lebensmittel Nebenwirkungen oder Beschwerden bemerken, sollten Sie erwägen, diese aus Ihrer Ernährung zu streichen oder Ihre Aufnahme zu reduzieren. Um die richtige Nahrungsmittelbalance für Ihre individuellen Bedürfnisse zu finden, müssen Sie den Signalen Ihres Körpers vertrauen.

6. **Achten Sie auf Portionen:** Während bei der Blutgruppe-O-Diät der Schwerpunkt auf nährstoffreichen Lebensmitteln liegt, ist die Portionskontrolle dennoch wichtig für die Aufrechterhaltung eines gesunden Gewichts und des allgemeinen Wohlbefindens. Achten Sie auf Ihre Portionsgrößen. Sie sollten auch auf die Hunger- und Sättigungssignale Ihres Körpers achten, um übermäßiges Essen zu vermeiden.

7. **Unterstützung suchen:** Der Beitritt zu einer Gemeinschaft oder die Suche nach Unterstützung von Freunden und

Familienmitgliedern, die ebenfalls die Blutgruppe-O-Diät befolgen, kann Ermutigung und Motivation sein. Teilen Sie Rezepte, Essensideen und Erfolgstipps mit anderen, die Ihre Ernährungsziele verstehen.

8. **Sei flexibel:** Während es wichtig ist, die allgemeinen Richtlinien der Blutgruppe-0-Diät zu befolgen, ist es auch wichtig, flexibel und anpassungsfähig zu sein. Gönnen Sie sich ab und zu etwas Gutes oder Verwöhnung und achten Sie dabei auf Ihre allgemeinen Ernährungsgewohnheiten. Streben Sie eher nach Beständigkeit als nach Perfektion.

Liste nützlicher und ungeeigneter Lebensmittel

Nützliche Lebensmittel für Blutgruppe O:

1. **Hochwertiges Protein:**
   - Magere Rindfleischstücke (vorzugsweise grasgefüttert)
   - Lamm

- Geflügel (Huhn, Truthahn)
- Wildfleisch (Wild, Elch)
- Fisch (Lachs, Makrele, Kabeljau, Forelle)
- Schalentiere (Garnelen, Hummer, Krabben)
- Eier

2. **Blattgemüse und Gemüse:**
   - Andere
   - Spinat
   - Brokkoli
   - Rosenkohl
   - Mangold
   - Grünkohl
   - Süßkartoffeln
   - Paprika
   - Zwiebeln
   - Knoblauch

3. **Früchte:**
   - Beeren (Heidelbeeren, Erdbeeren, Himbeeren)
   - Pflaumen

- o Kirschen
- o Pflaumen
- o Feigen
- o Ananas
- o Papaya

4. **Gesunde Fette:**
   - o Olivenöl
   - o Avocado
   - o Leinsamenöl
   - o Kokosnussöl
   - o Mandeln
   - o Walnüsse

5. **Bohnen und Hülsenfrüchte (in Maßen):**
   - o Schwarze Bohnen
   - o Adzuki Bohnen
   - o Linsen

6. **Getreide (glutenfrei):**
   - o Buchweizen
   - o Reis (braun oder wild)
   - o Quinoa
   - o Amaranth

7. **Milchalternativen:**

- o Mandelmilch

- o Kokosmilch

- o Cashewkäse (in Maßen)

Lebensmittel, die Sie bei Blutgruppe O meiden sollten:

1. **Milchprodukte:**
   - o Kuhmilch
   - o Käse (außer gelegentlich Feta oder Mozzarella)
   - o Joghurt
   - o Eiscreme

2. **Weizen- und glutenhaltige Lebensmittel:**
   - o Weizenbrot
   - o Pasta
   - o Getreide
   - o Backwaren (Kuchen, Kekse, Gebäck)

3. **Verarbeitete und raffinierte Lebensmittel:**
   - o Verarbeitetes Fleisch (Wurst, Speck)
   - o Abgepackte Snacks (Chips, Cracker)
   - o Zuckerhaltige Getränke (Soda, Energydrinks)

- o Künstliche Süßstoffe

4. **Bestimmte Gemüsesorten:**

   - o Mais
   - o Aubergine
   - o Kohl (Verzehr begrenzen)

5. **Hülsenfrüchte (im Übermaß):**

   - o Kidneybohnen
   - o Limabohnen
   - o Erdnüsse

6. **Nachtschattengewächse (in Maßen):**

   - o Tomaten
   - o Kartoffeln
   - o Paprika (Paprika, Chilischoten)

7. **Stark saure Früchte (in Maßen):**

   - o Orangen
   - o Erdbeeren
   - o Rhabarber

Küchenutensilien zum Kochen mit Blutgruppe O

1. **Qualitäts-Kochmesser:** Investieren Sie in ein scharfes, hochwertiges Kochmesser zum mühelosen Schneiden, Würfeln und Hacken von Gemüse, Obst und Fleisch.

2. **Schneidebretter:** Halten Sie eine Auswahl an Schneidebrettern bereit, vorzugsweise eines für Fleisch und eines für Obst und Gemüse, um Kreuzkontaminationen zu vermeiden.

3. **Kochset:** Ein vielseitiges Kochgeschirrset mit Töpfen, Pfannen und Bratpfannen aus Edelstahl oder Gusseisen für gleichmäßiges Kochen und Langlebigkeit.

4. **Küchenmaschine oder Mixer:** Unverzichtbar zum Mixen von Saucen, Suppen, Smoothies und zur Herstellung hausgemachter Dressings oder Marinaden.

5. **Messbecher und Löffel:** Genaue Messungen sind entscheidend für erfolgreiches Kochen

und Backen. Halten Sie daher einen Satz Messbecher und Löffel bereit.

6. **Rührschüsseln:** Sortiment an Rührschüsseln in verschiedenen Größen zum Kombinieren von Zutaten, Marinieren von Fleisch und Mischen von Salaten.

7. **Backbleche und Pfannen:** Antihaftbeschichtete Backbleche und Pfannen zum Braten von Gemüse, zum Backen von selbstgebackenem Brot und zur Zubereitung gesunder Desserts.

8. **Dampfkorb:** Ideal zum Dämpfen von Gemüse unter Beibehaltung seiner Nährstoffe und natürlichen Aromen.

9. **Grill oder Grillpfanne:** Ideal zum Garen von magerem Fleisch, Fisch und Gemüse mit minimalem Fettzusatz und einem köstlichen, verkohlten Geschmack.

10. **Kräuter und Gewürze:** Erstellen Sie eine Sammlung von Kräutern und Gewürzen, um den Geschmack Ihrer Gerichte zu verbessern,

ohne auf übermäßiges Salz oder ungesunde Gewürze angewiesen zu sein.

11. **Olivenöl und Essig:** Verwenden Sie hochwertiges Olivenöl zum Kochen und zum Beträufeln von Salaten sowie eine Auswahl an Essigen für Dressings und Marinaden.

12. **Alternativen zu milchfreier Milch:** Halten Sie für Rezepte, die Milchalternativen erfordern, milchfreie Optionen wie Mandelmilch oder Kokosmilch bereit.

13. **Lagerbehälter:** Halten Sie verschiedene Vorratsbehälter bereit, um Reste, zubereitete Zutaten und Fertiggerichte im Kühl- oder Gefrierschrank aufzubewahren.

14. **Sharpie-Marker:** Verwenden Sie einen Marker, um Ihre Lebensmittelbehälter zu kennzeichnen und zu datieren, damit Sie sie leichter identifizieren und Lebensmittelverschwendung vermeiden können.

15. **Kochbuch oder Rezeptordner:** Halten Sie Ihre Lieblingsrezepte für Blutgruppe O

organisiert und leicht zugänglich für die Essensplanung und Inspiration.

Wenn Sie diese Küchenutensilien zur Hand haben, können Sie köstliche und nahrhafte Mahlzeiten zubereiten, die mit der Blutgruppe-O-Diät übereinstimmen und es einfacher machen, einen gesunden Lebensstil aufrechtzuerhalten.

Kapitel 2

Frühstücksrezepte für Blutgruppe O

Grünkohl Salat

- **Vorbereitungszeit:** 15 Minuten
- **Dient:** 4
- **Größe pro Portion:** 1 Tasse

Zutaten:

- 1 Bund Grünkohl, Stiele entfernt und Blätter in mundgerechte Stücke gerissen
- 1/4 Tasse natives Olivenöl extra
- 2 Esslöffel Zitronensaft
- 1 Knoblauchzehe, gehackt
- 1/4 Teelöffel Meersalz

- 1/4 Teelöffel schwarzer Pfeffer

- 1/4 Tasse geriebener Parmesankäse (optional)

- 1/4 Tasse gehackte Walnüsse (optional)

- 1/4 Tasse getrocknete Preiselbeeren (optional)

Nährwert-Information: Kalorien: 180 | Gesamtfett: 14 g | Kohlenhydrate: 10g | Ballaststoffe: 2g | Protein: 4g

Anweisungen:

1. In einer kleinen Schüssel Olivenöl, Zitronensaft, gehackten Knoblauch, Meersalz und schwarzen Pfeffer verrühren, um das Dressing herzustellen.
2. Geben Sie die zerrissenen Grünkohlblätter in eine große Rührschüssel.
3. Gießen Sie das Dressing über den Grünkohl und massieren Sie das Dressing mit den Händen etwa 2-3 Minuten lang in die Grünkohlblätter ein, oder bis der Grünkohl beginnt, weich zu werden und zu welken.
4. Nach Belieben geriebenen Parmesan, gehackte Walnüsse und getrocknete Preiselbeeren zum Salat geben und vermengen.
5. Servieren Sie den Grünkohlsalat sofort als Beilage oder fügen Sie für eine komplette Mahlzeit Proteine wie gegrilltes Hähnchen oder Lachs hinzu.

Serviervorschläge: Kombinieren Sie diesen erfrischenden Grünkohlsalat mit gegrilltem Hähnchen oder Lachs für eine sättigende und nahrhafte Mahlzeit. Alternativ servieren Sie es als Beilage zu Ihrem Lieblingsprotein oder Vollkorn für einen ausgewogenen Teller.

Gebratene Pastinaken

- **Vorbereitungszeit:** 30 Minuten
- **Dient:** 4
- **Größe pro Portion:** 1/2 Tasse

Zutaten:

- 4 Pastinaken, geschält und in 2,5 cm große Stücke geschnitten
- 2 Esslöffel Olivenöl
- 1 Teelöffel getrockneter Thymian
- 1 Teelöffel Knoblauchpulver
- Meersalz und schwarzer Pfeffer nach Geschmack

Nährwert-Information: Kalorien: 120 | Gesamtfett: 7g | Kohlenhydrate: 15g | Ballaststoffe: 5g | Protein: 1g

Anweisungen:

1. Heizen Sie Ihren Backofen auf 400 °F (200 °C) vor.

2. In einer großen Schüssel die Pastinakenstücke mit Olivenöl, getrocknetem Thymian, Knoblauchpulver, Meersalz und schwarzem Pfeffer vermengen, bis sie gleichmäßig bedeckt sind.

3. Die gewürzten Pastinaken in einer Schicht auf einem mit Backpapier oder Aluminiumfolie ausgelegten Backblech verteilen.

4. Rösten Sie die Pastinaken im vorgeheizten Ofen 25–30 Minuten lang oder bis sie zart und goldbraun sind, und wenden Sie sie nach der Hälfte der Garzeit um, um eine gleichmäßige Bräunung zu erzielen.

5. Nehmen Sie die gerösteten Pastinaken aus dem Ofen und geben Sie sie in eine Servierschüssel.

6. Servieren Sie die gerösteten Pastinaken als köstliche Beilage zu Ihrem Lieblingsprotein oder mischen Sie sie für mehr Geschmack und Textur in Salate oder Körnerschalen.

Serviervorschläge: Genießen Sie diese würzigen gerösteten Pastinaken als nahrhafte Beilage zu jeder

Mahlzeit. Kombinieren Sie sie mit gebratenem Hähnchen oder gegrilltem Fisch für ein komplettes und sättigendes Abendessen. Alternativ können Sie sie zu Salaten oder Körnerschalen hinzufügen, um ein leckeres und gesundes Mittagessen zu erhalten.

Omelett mit Lammwürfeln und Paprika

- **Vorbereitungszeit:** 15 Minuten
- **Dient:** 2
- **Größe pro Portion:** 1 Omelett

Zutaten:

- 4 große Eier
- 1/2 Tasse gewürfeltes gekochtes Lammfleisch
- 1/2 Tasse gewürfelte Paprika (beliebige Farbe)
- 1 Esslöffel Olivenöl
- Salz und schwarzer Pfeffer nach Geschmack
- Frische Kräuter zum Garnieren (optional)

Nährwert-Information: Kalorien: 280 | Gesamtfett: 20 g | Kohlenhydrate: 3g | Ballaststoffe: 1g | Protein: 22g

Anweisungen:

1. In einer Schüssel die Eier verquirlen, bis sie gut vermischt sind. Je nach Geschmack mit schwarzem Pfeffer und Salz würzen.
2. Stellen Sie eine beschichtete Pfanne auf mittlere Stufe und lassen Sie das Olivenöl leicht erhitzen.
3. Das gewürfelte Lammfleisch und die Paprika in die Pfanne geben und 3-4 Minuten kochen lassen, oder bis die Paprika weich sind.
4. Gießen Sie die geschlagenen Eier über das Lamm und die Paprika in der Pfanne und verteilen Sie sie gleichmäßig.
5. Kochen Sie das Omelett 3-4 Minuten lang oder bis die Ränder fest und der Boden goldbraun sind.
6. Falten Sie das Omelett mit einem Spatel vorsichtig in zwei Hälften und kochen Sie es weitere 1–2 Minuten weiter, oder bis die Eier gar sind.
7. Das Omelett auf einen Servierteller geben und nach Belieben mit frischen Kräutern garnieren.

8. Servieren Sie das Omelett heiß als nahrhaftes und proteinreiches Frühstück oder Brunch.

Serviervorschläge: Genießen Sie dieses köstliche Omelett mit Lammwürfeln und Paprika zusammen mit Vollkorn-Toast oder einem Beilagensalat für eine ausgewogene Mahlzeit. Sie können das Omelett auch individuell gestalten, indem Sie je nach Wunsch anderes Gemüse oder Kräuter hinzufügen.

Sardinenfrikadellen

- **Vorbereitungszeit:** 20 Minuten
- **Dient:** 4
- **Größe pro Portion:** 2 Pastetchen

Zutaten:

- 2 Dosen (je 4,4 Unzen) Sardinen in Olivenöl, abgetropft
- 1/4 Tasse Mandelmehl
- 1/4 Tasse fein gehackte Zwiebel
- 1/4 Tasse fein gehackte Petersilie
- 1 Ei, geschlagen
- 1 Esslöffel Zitronensaft
- 1 Teelöffel Dijon-Senf
- Salz und schwarzer Pfeffer nach Geschmack

- 2 Esslöffel Olivenöl (zum Braten)

Nährwert-Information: Kalorien: 180 | Gesamtfett: 12g | Kohlenhydrate: 4g | Ballaststoffe: 1g | Protein: 14g

Anweisungen:

1. In einer großen Rührschüssel die abgetropften Sardinen mit einer Gabel zerdrücken, bis sie in kleine Stücke zerfallen.
2. Mandelmehl, gehackte Zwiebeln, gehackte Petersilie, geschlagenes Ei, Zitronensaft, Dijon-Senf, Salz und schwarzen Pfeffer in die Schüssel mit den zerdrückten Sardinen geben. Mischen, bis alles gut vermischt ist.
3. Aus der Mischung kleine Fladen mit einem Durchmesser von etwa 5 cm formen.
4. Erhitzen Sie Olivenöl in Ihrer Pfanne bei mittlerer Hitze.
5. Sobald das Öl heiß ist, geben Sie die Sardinenfladen vorsichtig in einer einzigen Schicht in die Pfanne und achten Sie darauf, dass die Pfanne nicht zu voll wird.

6. Braten Sie Ihre Patties auf jeder Seite 3–5
    Minuten lang oder bis sie goldbraun und
    knusprig sind.

7. Sobald die Patties durchgegart sind, nehmen
    Sie sie aus der Pfanne und legen Sie sie auf
    einen mit Papiertüchern ausgelegten Teller,
    um überschüssiges Öl abtropfen zu lassen.

8. Servieren Sie die Sardinenfrikadellen heiß als
    proteinreiche Vorspeise oder Hauptspeise. Sie
    können auch kalt als nahrhafter Snack
    genossen oder für zusätzlichen Geschmack
    und Protein zu Salaten hinzugefügt werden.

Serviervorschläge: Servieren Sie diese knusprigen Sardinenfrikadellen mit einer Beilage frischer Zitronenspalten und Ihrer Lieblings-Dip-Sauce, zum Beispiel Remoulade oder Aioli. Kombinieren Sie sie mit einem grünen Salat oder gedünstetem Gemüse für eine komplette und sättigende Mahlzeit.

Skandinavische Buchweizenpfannkuchen

- **Vorbereitungszeit:** 20 Minuten

- **Dient:** 4
- **Größe pro Portion:** 3 Pfannkuchen

Zutaten:

- 1 Tasse Buchweizenmehl
- 1 Esslöffel Kokosblütenzucker (optional)
- 1 Teelöffel Backpulver
- 1/4 Teelöffel Salz
- 2 große Eier
- 1 Tasse Mandelmilch (oder jede beliebige milchfreie Milch)
- 1 Esslöffel Kokosöl, geschmolzen
- Frische Beeren und Ahornsirup zum Servieren (optional)

Nährwert-Information: Kalorien: 190 | Gesamtfett: 6g | Kohlenhydrate: 27g | Faser: 4g | Protein: 7g

Anweisungen:

1. In einer großen Rührschüssel Buchweizenmehl, Kokosnusszucker (falls verwendet), Backpulver und Salz verrühren, bis alles gut vermischt ist.
2. In einer separaten Schüssel die Eier schlagen, dann Mandelmilch und geschmolzenes

Kokosöl hinzufügen und verrühren, bis eine glatte Masse entsteht.

3. Kombinieren Sie die feuchten Zutaten mit den trockenen Zutaten und rühren Sie, bis sie gerade miteinander vermischt sind. Achten Sie darauf, nicht zu viel zu mischen; Es ist in Ordnung, wenn sich im Teig ein paar Klümpchen befinden.

4. Erwärmen Sie eine beschichtete Pfanne oder Grillplatte bei mittlerer Hitze und fetten Sie sie leicht mit Kokosöl oder Kochspray ein.

5. Für jeden Pfannkuchen etwa 1/4 Tasse Teig in die Pfanne geben.

6. Backen Sie die Pfannkuchen 2-3 Minuten lang auf einer Seite oder bis sich auf der Oberfläche Blasen bilden und die Ränder fest werden.

7. Drehen Sie die Pfannkuchen um und backen Sie sie auf der anderen Seite weitere 1–2 Minuten weiter, oder bis sie goldbraun und durchgegart sind.

8. Wiederholen Sie den Vorgang mit dem restlichen Teig und passen Sie die Hitze nach Bedarf an, um ein Anbrennen zu verhindern.

9. Servieren Sie die Buchweizenpfannkuchen warm mit frischen Beeren und nach Wunsch mit einem Schuss Ahornsirup.

Serviervorschläge: Genießen Sie diese gesunden skandinavischen Buchweizenpfannkuchen zum Frühstück oder Brunch, garniert mit Ihren Lieblingsfrüchten, Nüssen oder Samen für zusätzlichen Geschmack und Textur. Kombinieren Sie sie mit einer Beilage griechischem Joghurt oder einem Smoothie für eine komplette und sättigende Mahlzeit.

Pochierte Eier und Süßkartoffeln

- **Vorbereitungszeit:** 30 Minuten
- **Dient:** 2
- **Größe pro Portion:** 1 pochiertes Ei mit Süßkartoffeln

Zutaten:

- 2 große Süßkartoffeln, geschält und in Scheiben geschnitten

- 4 große Eier

- 1 Esslöffel weißer Essig

- Salz und schwarzer Pfeffer nach Geschmack

- Frische Petersilie oder Schnittlauch zum Garnieren (optional)

Nährwert-Information: Kalorien: 220 | Gesamtfett: 8g | Kohlenhydrate: 30g | Ballaststoffe: 5g | Protein: 10g

Anweisungen:

1. Füllen Sie einen großen Topf mit Wasser und erhitzen Sie es, bis es bei mittlerer Hitze leicht köchelt.

2. Geben Sie die Süßkartoffelscheiben vorsichtig in das kochende Wasser und kochen Sie sie 10–15 Minuten lang oder bis sie weich sind, aber noch ihre Form behalten.

3. Während die Süßkartoffeln kochen, schlagen Sie jedes Ei in eine kleine Schüssel oder Auflaufform.

4. Geben Sie den weißen Essig in das kochende Wasser und erzeugen Sie mit einem Löffel einen sanften Strudel in der Mitte des Topfes.

5. Gießen Sie die Eier langsam nacheinander in die Mitte des Whirlpools. 3-4 Minuten kochen lassen oder bis das Eiweiß vollständig fest ist, das Eigelb jedoch flüssig bleibt.

6. Nehmen Sie die pochierten Eier vorsichtig mit einem Schaumlöffel aus dem Wasser und geben Sie sie auf einen mit Papiertüchern ausgelegten Teller, um überschüssiges Wasser abtropfen zu lassen.

7. Die gekochten Süßkartoffeln abtropfen lassen und auf Serviertellern anrichten.

8. Auf jede Portion Süßkartoffeln ein pochiertes Ei legen.

9. Mit Salz und schwarzem Pfeffer abschmecken und nach Belieben mit frischer Petersilie oder Schnittlauch garnieren.

10. Servieren Sie die pochierten Eier und Süßkartoffeln heiß als nahrhafte und sättigende Option zum Frühstück oder Brunch.

Serviervorschläge: Genießen Sie dieses einfache und gesunde Gericht pur oder kombinieren Sie es mit einem Beilagensalat oder gedünstetem Gemüse für zusätzliche Nährstoffe. Für zusätzlichen Geschmack mit Ihren Lieblingskräutern oder -gewürzen bestreuen und mit Vollkorntoast oder Avocadoscheiben servieren, um eine vollständige und ausgewogene Mahlzeit zu erhalten.

Einfaches Lachspesto

- **Vorbereitungszeit:** 20 Minuten
- **Dient:** 2
- **Größe pro Portion:** 1 Filet mit Pesto

Zutaten:

- 2 Lachsfilets (je etwa 170 g)
- 2 Esslöffel zubereitetes Pesto
- 1 Esslöffel Olivenöl
- Salz und schwarzer Pfeffer nach Geschmack
- Zitronenschnitze zum Servieren

Nährwert-Information: Kalorien: 350 | Gesamtfett: 24g | Kohlenhydrate: 1g | Faser: 0g | Protein: 32g

Anweisungen:

1. Heizen Sie Ihren Backofen auf 400 °F (200 °C) vor.

2. Legen Sie die Lachsfilets auf ein mit Backpapier oder Aluminiumfolie ausgelegtes Backblech.

3. Die Lachsfilets mit Salz und schwarzem Pfeffer abschmecken.

4. 1 Esslöffel vorbereitetes Pesto gleichmäßig auf jedem Lachsfilet verteilen.

5. Olivenöl über die mit Pesto überzogenen Lachsfilets träufeln.

6. Backen Sie den Lachs im vorgeheizten Ofen 12–15 Minuten lang oder bis der Fisch gar ist und sich mit einer Gabel leicht zerteilen lässt.

7. Nehmen Sie den Lachs aus dem Ofen und lassen Sie ihn vor dem Servieren einige Minuten ruhen.

8. Servieren Sie das einfache Lachspesto heiß mit Zitronenspalten als Beilage, um sie über den Fisch zu verteilen.

Serviervorschläge: Genießen Sie dieses Lachspesto-Gericht mit gedünstetem Gemüse oder einem grünen Salat für eine vollständige und ausgewogene Mahlzeit. Kombinieren Sie es mit

Quinoa, braunem Reis oder Bratkartoffeln für zusätzliche Ballaststoffe und komplexe Kohlenhydrate.

Mittagsrezepte für Blutgruppe O

Spinat-Feta-Reis

- **Vorbereitungszeit:** 25 Minuten
- **Dient:** 4
- **Größe pro Portion:** 1 Tasse

Zutaten:

- 1 Tasse brauner Langkornreis
- 2 Tassen Gemüsebrühe
- 2 Tassen frische Spinatblätter, gehackt
- 1/2 Tasse zerbröselter Feta-Käse
- 2 Esslöffel Olivenöl
- 2 Knoblauchzehen, gehackt
- Salz und schwarzer Pfeffer nach Geschmack

Nährwert-Information: Kalorien: 220 | Gesamtfett: 9g | Kohlenhydrate: 30g | Ballaststoffe: 3g | Protein: 6g

Anweisungen:

1. Spülen Sie Ihren braunen Reis unter kaltem Wasser ab, bis das Wasser klar ist. Gut abtropfen lassen.

2. In einem mittelgroßen Topf den abgespülten Reis und die Gemüsebrühe vermischen. Bringen Sie die Mischung bei starker Hitze zum Kochen.

3. Reduzieren Sie die Hitze auf eine niedrige Stufe, decken Sie den Reis ab und lassen Sie ihn 20–25 Minuten köcheln, bis der Reis weich ist und die gesamte Flüssigkeit aufgesogen ist.

4. In einer großen Pfanne Olivenöl bei mittlerer Hitze erhitzen. Geben Sie den gehackten Knoblauch in die Pfanne und kochen Sie ihn 1–2 Minuten lang oder bis er duftet.

5. Gehackten Spinat in die Pfanne geben und ca. 2-3 Minuten kochen, bis er zusammenfällt.

6. Sobald der Reis gar ist, lockern Sie ihn mit einer Gabel auf und geben Sie ihn zusammen mit dem Spinat in die Pfanne.

7. Zerkrümelten Feta-Käse in die Pfanne geben und alles vorsichtig vermischen, bis alles gut vermischt ist.

8. Je nach Geschmack mit schwarzem Pfeffer und Salz würzen.

9. Servieren Sie den Spinat-Feta-Reis heiß als köstliche und nahrhafte Mittagsoption oder als Beilage zu Ihrem Lieblingsprotein.

Serviervorschläge: Genießen Sie diesen würzigen Spinat-Feta-Reis pur oder kombinieren Sie ihn mit gegrilltem Hähnchen oder geröstetem Gemüse für eine ausgewogene und sättigende Mahlzeit.

Rosensauce mit Pasta

- **Vorbereitungszeit:** 30 Minuten
- **Dient:** 4
- **Größe pro Portion:** 1 Tasse Nudeln mit Soße

Zutaten:

- 8 Unzen glutenfreie Nudeln (z. B. brauner Reis oder Quinoa-Nudeln)
- 2 Esslöffel Olivenöl
- 2 Knoblauchzehen, gehackt
- 1/2 Zwiebel, fein gehackt

- 1 Dose (14 Unzen) zerkleinerte Tomaten
- 1/2 Tasse ungesüßte Mandelmilch
- 1/4 Tasse Tomatenmark
- 1 Teelöffel getrocknetes Basilikum
- 1 Teelöffel getrockneter Oregano
- Salz und schwarzer Pfeffer nach Geschmack
- Frische Basilikumblätter zum Garnieren (optional)

Nährwert-Information: Kalorien: 250 | Gesamtfett: 7g | Kohlenhydrate: 40g | Ballaststoffe: 5g | Protein: 5g

Anweisungen:

1. Bereiten Sie die glutenfreien Nudeln gemäß der Packungsanleitung zu und kochen Sie sie, bis sie eine al dente Konsistenz erreichen.
2. Abtropfen lassen und beiseite stellen.
3. In einer großen Pfanne Olivenöl bei mittlerer Hitze erhitzen. Gehackten Knoblauch und gehackte Zwiebeln hinzufügen und 2-3 Minuten anbraten, bis es duftet und weich ist.
4. Zerkleinerte Tomaten, Mandelmilch, Tomatenmark, getrocknetes Basilikum und

getrockneten Oregano unterrühren. Je nach
Geschmack mit schwarzem Pfeffer und Salz
würzen.

5. Die Soße unter gelegentlichem Rühren 10–15
   Minuten köcheln lassen, bis sie leicht eindickt
   und die Aromen miteinander verschmelzen.

6. Sobald die Soße fertig ist, geben Sie die
   gekochten Nudeln in die Pfanne und
   vermengen sie, bis sie gleichmäßig mit der
   Soße bedeckt sind.

7. Weitere 2-3 Minuten kochen lassen, oder bis
   die Nudeln durchgewärmt sind.

8. Servieren Sie die Nudeln mit Rosensauce
   heiß, nach Wunsch mit frischen
   Basilikumblättern garniert.

Serviervorschläge: Genießen Sie diese cremige und
aromatische Pasta mit Rosensauce pur oder mit einer
Beilage gedünstetem Gemüse für eine komplette und
sättigende Mahlzeit. Bei Bedarf mit Nährhefe oder
geriebenem Parmesankäse bestreuen, um den
Geschmack zu verstärken.

Tofu mit sautiertem Gemüse

- **Vorbereitungszeit:** 25 Minuten
- **Dient:** 4
- **Größe pro Portion:** 1 Tasse Tofu mit Gemüse

Zutaten:

- 14 Unzen fester Tofu, abgetropft und gepresst
- 2 Esslöffel Tamari- oder Sojasauce
- 2 Esslöffel Olivenöl
- 2 Knoblauchzehen, gehackt
- 1 Paprika, in dünne Scheiben geschnitten
- 1 Zucchini, in dünne Scheiben geschnitten
- 1 Tasse geschnittene Pilze
- 2 Tassen Spinatblätter
- 1 Esslöffel Sesam (optional)
- Salz und schwarzer Pfeffer nach Geschmack
- Rote Paprikaflocken zum Garnieren (optional)

Nährwert-Information: Kalorien: 200 | Gesamtfett: 12g | Kohlenhydrate: 10g | Ballaststoffe: 3g | Protein: 16g

Anweisungen:

1. Den gepressten Tofu in Würfel schneiden und in eine Schüssel geben. Mit Tamari- oder

Sojasauce beträufeln und vermengen, bis alles gleichmäßig bedeckt ist. Lassen Sie die Mischung 10–15 Minuten marinieren.

2. Olivenöl in einer Pfanne bei mittlerer Hitze erwärmen. Geben Sie den gehackten Knoblauch in die Pfanne und braten Sie ihn etwa eine Minute lang an, bis er duftet.

3. In Scheiben geschnittene Paprika, Zucchini und Pilze in die Pfanne geben. 5–8 Minuten kochen lassen, oder bis das Gemüse zart ist.

4. Schieben Sie das Gemüse auf eine Seite der Pfanne und geben Sie die marinierten Tofuwürfel auf die leere Seite. Auf jeder Seite 3–5 Minuten braten, oder bis es goldbraun und knusprig wird.

5. Sobald der Tofu gar ist, die Spinatblätter in die Pfanne geben und 1-2 Minuten kochen lassen, oder bis sie zusammengefallen sind.

6. Tofu und Gemüse mit Salz, schwarzem Pfeffer und Sesamkörnern (falls verwendet) würzen. Alles vermischen, bis alles gut vermischt ist.

7. Nach Belieben mit roten Pfefferflocken belegen, um eine Prise Würze zu erhalten.

8. Servieren Sie den Tofu mit sautiertem Gemüse heiß als nahrhafte und sättigende Option zum Mittag- oder Abendessen.

Serviervorschläge: Genießen Sie diesen aromatischen Tofu mit sautiertem Gemüse pur oder mit einer Beilage von Quinoa oder braunem Reis für zusätzliche Proteine und Ballaststoffe. Bei Bedarf mit zusätzlicher Tamari- oder Sojasauce für zusätzlichen Geschmack beträufeln.

Vegetarische Lasagne

- **Vorbereitungszeit:** 1 Stunde
- **Dient:** 6
- **Größe pro Portion:** 1 Scheibe

Zutaten:

- 9 Lasagne-Nudeln (auf Wunsch auch glutenfrei)
- 2 Tassen Marinara-Sauce
- 1 Tasse Ricotta-Käse (oder Tofu-Ricotta für die vegane Variante)
- 1 Tasse geriebener Mozzarella-Käse (oder eine milchfreie Alternative)
- 1 Tasse gehackter Spinat
- 1 Tasse geschnittene Pilze
- 1/2 Tasse geriebener Parmesankäse (oder eine andere milchfreie Alternative)
- 2 Knoblauchzehen, gehackt
- 1 Esslöffel Olivenöl
- Salz und schwarzer Pfeffer nach Geschmack
- Frische Basilikumblätter zum Garnieren (optional)

Nährwert-Information: Kalorien: 350 | Gesamtfett: 15 g | Kohlenhydrate: 35g | Faser: 4g | Protein: 18g

Anweisungen:

1. Heizen Sie Ihren Backofen auf 375 °F (190 °C) vor. Fetten Sie Ihre 9 x 13 Zoll große Auflaufform mit Olivenöl ein.

2. Befolgen Sie die Anweisungen auf der Packung, um die Lasagne-Nudeln al dente zu kochen. Abtropfen lassen und beiseite stellen.

3. In einer großen Pfanne Olivenöl bei mittlerer Hitze erhitzen. Geben Sie den gehackten Knoblauch in die Pfanne und braten Sie ihn etwa eine Minute lang an, bis er duftet.

4. In Scheiben geschnittene Pilze in die Pfanne geben und 5–7 Minuten kochen lassen, oder bis sie ihre Feuchtigkeit abgeben und zart werden. Je nach Geschmack mit schwarzem Pfeffer und Salz würzen.

5. In einer Schüssel Ricotta-Käse (oder Tofu-Ricotta), gehackten Spinat und sautierte Pilze vermischen, bis alles gut vermischt ist.

6. Eine dünne Schicht Marinara-Sauce gleichmäßig auf dem Boden der Auflaufform verteilen.

7. Legen Sie drei Lasagne-Nudeln auf die Marinara-Sauce.

8. Verteilen Sie die Hälfte der Ricotta-Käse-Mischung auf den Nudeln, gefolgt von einer Schicht Marinara-Sauce und geriebenem Mozzarella-Käse.

9. Wiederholen Sie die Schichten mit den restlichen Nudeln, der Ricotta-Käsemischung, der Marinara-Sauce und dem Mozzarella-Käse.

10. Streuen Sie geriebenen Parmesankäse über die oberste Schicht Mozzarella.

11. Decken Sie die Auflaufform mit Aluminiumfolie ab und stellen Sie sie zum Backen für 30 Minuten in den vorgeheizten Ofen.

12. Die Folie entfernen und weitere 15 Minuten backen, oder bis der Käse geschmolzen ist und Blasen bildet.

13. Lassen Sie die vegetarische Lasagne einige Minuten abkühlen, bevor Sie sie in Scheiben schneiden.

14. Nach Belieben vor dem Servieren mit frischen Basilikumblättern garnieren.

Serviervorschläge: Servieren Sie diese herzhafte vegetarische Lasagne mit einem Beilagensalat und Knoblauchbrot für eine wohltuende und sättigende Mahlzeit. Sie können die Lasagne auch individuell gestalten, indem Sie der Ricotta-Käsemischung Ihr Lieblingsgemüse oder -kräuter hinzufügen, um zusätzlichen Geschmack und Nährwert zu erzielen.

Curry-Garnelen

- **Vorbereitungszeit:** 20 Minuten
- **Dient:** 4
- **Größe pro Portion:** 1 Tasse

Zutaten:

- 1 Pfund Garnelen, geschält und entdarmt
- 1 Esslöffel Olivenöl
- 1 Zwiebel, gewürfelt
- 2 Knoblauchzehen, gehackt
- 1 Esslöffel Currypulver

- 1 Teelöffel gemahlener Kurkuma
- 1/2 Teelöffel gemahlener Kreuzkümmel
- 1/2 Teelöffel gemahlener Koriander
- 1/4 Teelöffel Cayennepfeffer (nicht obligatorisch; für zusätzliche Schärfe)
- 1 Tasse Kokosmilch
- 1 Tasse gewürfelte Tomaten (aus der Dose oder frisch)
- Salz und schwarzer Pfeffer nach Geschmack
- Frischer Koriander zum Garnieren (optional)

Nährwert-Information: Kalorien: 220 | Gesamtfett: 11 g | Kohlenhydrate: 7g | Ballaststoffe: 2g | Protein: 23g

Anweisungen:

1. Olivenöl in einer Pfanne bei mittlerer Hitze erwärmen. Gewürfelte Zwiebeln und gehackten Knoblauch dazugeben und 2-3 Minuten anbraten, bis sie weich sind und duften.

2. Currypulver, gemahlene Kurkuma, gemahlenen Kreuzkümmel, gemahlenen Koriander und Cayennepfeffer (falls verwendet) in die Pfanne geben. Umrühren,

um die Zwiebeln und den Knoblauch mit den Gewürzen zu bedecken.

3. Geben Sie Ihre geschälten und entdarmten Garnelen in die Pfanne. 2-3 Minuten kochen lassen, oder bis die Garnelen rosa und undurchsichtig werden.

4. Kokosmilch und Tomatenwürfel dazugeben. Umrühren, um alle Zutaten zu vermischen.

5. Die Curry-Garnelen-Mischung 5–7 Minuten köcheln lassen, oder bis die Sauce leicht eindickt und die Aromen miteinander verschmelzen.

6. Je nach Geschmack mit schwarzem Pfeffer und Salz würzen.

7. Bei Bedarf vor dem Servieren mit frischem Koriander garnieren.

8. Servieren Sie die Garnelen mit Curry heiß zu gekochtem Reis oder Quinoa oder zusammen mit gedünstetem Gemüse für eine vollständige und sättigende Mahlzeit.

Serviervorschläge: Genießen Sie dieses würzige Curry-Garnelengericht mit Reis oder Quinoa Ihrer

Wahl für ein ausgewogenes und nahrhaftes Mittag- oder Abendessen. Sie können es auch mit Naan-Brot oder Roti für eine traditionelle indisch inspirierte Mahlzeit servieren. Passen Sie den Gewürzgrad nach Ihren Wünschen an, indem Sie mehr oder weniger Cayennepfeffer hinzufügen.

Gebratenes Hähnchen mit Zitronenkräutern und grünen Bohnen

- **Vorbereitungszeit:** 1 Stunde
- **Dient:** 4
- **Größe pro Portion:** 1 Hähnchenbrust mit grünen Bohnen

Zutaten:

- 4 Hähnchenbrustfilets ohne Knochen und Haut
- 2 Esslöffel Olivenöl
- 2 Knoblauchzehen, gehackt
- 1 Esslöffel Zitronenschale
- 2 Esslöffel Zitronensaft
- 1 Teelöffel getrockneter Thymian
- 1 Teelöffel getrockneter Rosmarin
- 1 Teelöffel getrockneter Oregano
- 1/2 Teelöffel Paprika

- Salz und schwarzer Pfeffer nach Geschmack
- 1 Pfund grüne Bohnen, geputzt
- Zitronenschnitze zum Servieren

Nährwert-Information: Kalorien: 280 | Gesamtfett: 10 g | Kohlenhydrate: 9g | Faser: 4g | Protein: 38g

Anweisungen:

1. Heizen Sie Ihren Backofen auf 400 °F (200 °C) vor. Eine Auflaufform mit Olivenöl einfetten oder mit Backpapier auslegen.

2. In einer kleinen Schüssel Olivenöl, gehackten Knoblauch, Zitronenschale, Zitronensaft, getrockneten Thymian, getrockneten Rosmarin, getrockneten Oregano, Paprika, Salz und schwarzen Pfeffer verrühren, um die Marinade herzustellen.

3. Legen Sie die Hähnchenbrüste in die vorbereitete Auflaufform und gießen Sie die Marinade darüber. Achten Sie darauf, dass sie gleichmäßig bedeckt sind.

4. Ordnen Sie die geputzten grünen Bohnen rund um die Hähnchenbrüste in der Auflaufform an.

Etwas Olivenöl darüber streuen und mit schwarzem Pfeffer und Salz würzen

5. Stellen Sie die Auflaufform in den vorgeheizten Ofen und braten Sie sie 25 bis 30 Minuten lang oder bis das Hähnchen gar ist und die grünen Bohnen zart sind.

6. Anschließend die Auflaufform aus dem Ofen nehmen und einige Minuten ruhen lassen.

7. Servieren Sie das mit Zitronenkräutern gebratene Hähnchen mit grünen Bohnen heiß und garniert mit Zitronenschnitzen, die Sie über das Hähnchen drücken.

Serviervorschläge: Genießen Sie dieses köstliche gebratene Hähnchen mit Zitronenkräutern und grünen Bohnen als gesunde und sättigende Mahlzeit. Kombinieren Sie es mit einer Beilage Quinoa, braunem Reis oder Bratkartoffeln für zusätzliche Ballaststoffe und Kohlenhydrate. Für zusätzlichen Geschmack und Frische mit frisch gehackter Petersilie oder Basilikum bestreuen.

Glutenfreier, im Ofen gebratener Kabeljau

- **Vorbereitungszeit:** 25 Minuten
- **Dient:** 4
- **Größe pro Portion:** 1 Filet

Zutaten:

- 4 Kabeljaufilets (je etwa 6 Unzen)
- 1/2 Tasse glutenfreie Semmelbrösel
- 1/4 Tasse Mandelmehl
- 1 Teelöffel Paprika
- 1/2 Teelöffel Knoblauchpulver
- 1/2 Teelöffel Zwiebelpulver
- 1/4 Teelöffel getrockneter Thymian
- Salz und schwarzer Pfeffer nach Geschmack
- 2 Eier, geschlagen
- Olivenöl Spray

Nährwert-Information: Kalorien: 250 | Gesamtfett: 8g | Kohlenhydrate: 8g | Ballaststoffe: 1g | Protein: 36g

Anweisungen:

1. Heizen Sie Ihren Backofen auf 425 °F (220 °C) vor. Ein Backblech mit Backpapier oder

Aluminiumfolie auslegen und leicht mit Olivenölspray einfetten.

2. In einer flachen Schüssel glutenfreie Semmelbrösel, Mandelmehl, Paprika, Knoblauchpulver, Zwiebelpulver, getrockneten Thymian, Salz und schwarzen Pfeffer vermischen. Zum Kombinieren gut vermischen.

3. In eine andere flache Schüssel die geschlagenen Eier geben.

4. Tauchen Sie jedes Kabeljaufilet in die geschlagenen Eier und achten Sie darauf, dass es vollständig umhüllt ist.

5. Dann das Kabeljaufilet in der Semmelbröselmischung wälzen und leicht andrücken, damit die Semmelbrösel am Fisch haften bleiben.

6. Die panierten Kabeljaufilets auf dem vorbereiteten Backblech anrichten.

7. Besprühen Sie die Oberseite der beschichteten Kabeljaufilets leicht mit Olivenölspray.

8. Im vorgeheizten Ofen 12–15 Minuten backen, oder bis der Kabeljau gar ist und der Überzug goldbraun und knusprig ist.

9. Nach dem Garen die Kabeljaufilets aus dem Ofen nehmen und vor dem Servieren einige Minuten abkühlen lassen.

10. Servieren Sie den glutenfreien, im Ofen gebratenen Kabeljau heiß mit Zitronenschnitzen und Ihrer Lieblings-Dip-Sauce, zum Beispiel Remoulade oder Aioli.

Serviervorschläge: Genießen Sie diesen knusprigen und aromatischen, glutenfreien, im Ofen gebratenen Kabeljau als köstliche und gesunde Alternative zu traditionell gebratenem Fisch. Servieren Sie es mit gedünstetem Gemüse oder einem frischen grünen Salat für eine ausgewogene und nahrhafte Mahlzeit. Alternativ können Sie aus den Kabeljaufilets Fisch-Tacos zubereiten, indem Sie sie in Maistortillas einwickeln und mit Salsa, Avocado und geriebenem Kohl belegen.

Abendessenrezepte für Blutgruppe O

Schwarze Bohnensuppe mit Fleisch

- **Vorbereitungszeit:** 1 Stunde
- **Dient:** 6
- **Größe pro Portion:** 1 Tasse

Zutaten:

- 2 Esslöffel Olivenöl
- 1 Zwiebel, gewürfelt
- 2 Knoblauchzehen, gehackt
- 1 Pfund Hackfleisch oder Truthahn
- 2 Dosen (je 15 Unzen) schwarze Bohnen, abgetropft und abgespült
- 1 Dose (14,5 Unzen) gewürfelte Tomaten
- 4 Tassen Rinder- oder Gemüsebrühe
- 1 Teelöffel gemahlener Kreuzkümmel
- 1 Teelöffel Chilipulver
- Salz und schwarzer Pfeffer nach Geschmack
- Frischer Koriander zum Garnieren (optional)
- Griechischer Joghurt zum Servieren oder Sauerrahm (optional)

Nährwert-Information: Kalorien: 300 | Gesamtfett: 10 g | Kohlenhydrate: 30g | Ballaststoffe: 10g | Protein: 20g

Anweisungen:

1. Olivenöl in einem Topf bei mittlerer Hitze erhitzen. Gewürfelte Zwiebeln und gehackten Knoblauch dazugeben und 2-3 Minuten anbraten, bis sie weich sind und duften.

2. Geben Sie Rinder- oder Putenhackfleisch in den Topf und kochen Sie es, bis es braun ist. Brechen Sie es dabei mit einem Löffel auf.

3. Sobald das Fleisch gar ist, abgetropfte schwarze Bohnen, Tomatenwürfel, Rinder- oder Gemüsebrühe, gemahlenen Kreuzkümmel und Chilipulver in den Topf geben. Zum Kombinieren umrühren.

4. Bringen Sie die Suppe zum Kochen, reduzieren Sie dann die Hitze auf eine niedrige Stufe und lassen Sie sie 30–40 Minuten lang köcheln. Dabei gelegentlich umrühren, damit sich die Aromen vermischen und die Suppe leicht eindickt.

5. Die schwarze Bohnensuppe mit Salz und schwarzem Pfeffer abschmecken.

6. Die Suppe in Schüsseln füllen und nach Belieben mit frischem Koriander garnieren. Heiß servieren, nach Belieben mit einem Klecks Sauerrahm oder griechischem Joghurt darüber servieren.

Serviervorschläge: Genießen Sie diese herzhafte schwarze Bohnensuppe mit Fleisch pur oder mit einer Beilage knusprigem Brot oder Tortillachips zum Dippen. Sie können die Suppe auch individuell gestalten, indem Sie für zusätzlichen Geschmack und Textur Ihre Lieblingszutaten wie geriebenen Käse, gewürfelte Avocados oder geschnittene Jalapeños hinzufügen.

Hühner-Gemüse-Suppe

- **Vorbereitungszeit:** 45 Minuten
- **Dient:** 6
- **Größe pro Portion:** 1 Tasse

Zutaten:

- 1 Esslöffel Olivenöl
- 1 Zwiebel, gewürfelt

- 2 Karotten, gewürfelt

- 2 Selleriestangen, gewürfelt

- 2 Knoblauchzehen, gehackt

- 1 Pfund Hähnchenbrust ohne Knochen und Haut, gewürfelt

- 6 Tassen Hühnerbrühe

- 1 Dose (14,5 Unzen) gewürfelte Tomaten

- 1 Tasse gehackte grüne Bohnen

- 1 Tasse Maiskörner (frisch oder gefroren)

- 1 Teelöffel getrockneter Thymian

- 1 Teelöffel getrockneter Rosmarin

- Salz und schwarzer Pfeffer nach Geschmack

- Frische Petersilie zum Garnieren (optional)

Nährwert-Information: Kalorien: 180 | Gesamtfett: 4g | Kohlenhydrate: 14g | Ballaststoffe: 3g | Protein: 20g

Anweisungen:

1. Olivenöl in einem Topf bei mittlerer Hitze erhitzen. Gewürfelte Zwiebeln, Karotten und Sellerie hinzufügen und 5–7 Minuten anbraten, bis sie weich sind.

2. Geben Sie den gehackten Knoblauch in den
   Topf und braten Sie ihn weitere 1–3 Minuten
   lang an, bis er duftet.

3. Die Hähnchenbrustwürfel in den Topf geben
   und anbraten, bis sie von allen Seiten braun
   sind.

4. Mit Hühnerbrühe und Tomatenwürfeln
   aufgießen und die Suppe zum Kochen bringen.

5. Gehackte grüne Bohnen, Maiskörner,
   getrockneten Thymian und getrockneten
   Rosmarin in den Topf geben. Zum
   Kombinieren umrühren.

6. Die Suppe mit Salz und schwarzem Pfeffer
   abschmecken.

7. Lassen Sie die Suppe unter gelegentlichem
   Rühren 20–25 Minuten köcheln, bis das
   Gemüse weich und das Huhn gar ist.

8. Abschmecken und bei Bedarf nachwürzen.

9. Die Hühner-Gemüsesuppe in Schüsseln füllen
   und nach Belieben mit frischer Petersilie
   garnieren.

10. Heiß servieren als wohltuendes und nahrhaftes Abendessen.

Serviervorschläge: Genießen Sie diese gesunde Hühner-Gemüse-Suppe pur oder mit einer Beilage knusprigem Brot oder Crackern zum Dippen. Für eine herzhaftere Mahlzeit können Sie der Suppe auch gekochten Reis oder Nudeln hinzufügen oder sie für zusätzlichen Geschmack mit geriebenem Parmesan belegen.

Glutenfreier Pizzaboden

- **Vorbereitungszeit:** 1 Stunde 30 Minuten
- **Dient:** 4 (2 10-Zoll-Pizzen)
- **Größe pro Portion:** 1/2 Pizzaboden

Zutaten:

- 2 Tassen glutenfreies Allzweckmehl
- 1 Teelöffel Xanthangummi
- 1 Teelöffel Backpulver
- 1/2 Teelöffel Salz
- 1 Esslöffel aktive Trockenhefe
- 1 Esslöffel Honig oder Ahornsirup
- 1 Tasse warmes Wasser (45 °C)
- 2 Esslöffel Olivenöl

- 1 Teelöffel Apfelessig

Nährwert-Information: (pro 1/2 Pizzaboden) Kalorien: 230 | Gesamtfett: 6g | Kohlenhydrate: 40g | Ballaststoffe: 3g | Protein: 3g

Anweisungen:

1. In einer großen Rührschüssel glutenfreies Allzweckmehl, Xanthangummi, Backpulver und Salz vermischen. Gut vermischen und beiseite stellen.

2. In einer kleinen Schüssel aktive Trockenhefe und Honig (oder Ahornsirup) in warmem Wasser auflösen. Lassen Sie es 5–10 Minuten ruhen, bis es schaumig ist.

3. Olivenöl und Apfelessig zur Hefemischung geben und verrühren.

4. Gießen Sie Ihre feuchten Zutaten zu Ihren trockenen Zutaten und verrühren Sie, bis ein Teig entsteht.

5. Den Teig auf einer leicht bemehlten Arbeitsfläche 3-5 Minuten lang kneten, bis er glatt und elastisch ist.

6. Teilen Sie den Teig in zwei gleiche Portionen und formen Sie jede Portion zu einer Kugel.

7. Die Teigkugeln auf ein mit Backpapier ausgelegtes Backblech legen und mit einem sauberen Küchentuch abdecken. Lassen Sie sie 1 Stunde lang an einem warmen Ort gehen.

8. Heizen Sie Ihren Backofen auf 425 °F (220 °C) vor.

9. Nachdem der Teig aufgegangen ist, legen Sie eine Teigkugel auf ein Stück Pergamentpapier und drücken Sie sie mit den Händen flach und formen Sie sie zu einem 10-Zoll-Kreis (oder der gewünschten Pizzaform). Wiederholen Sie den Vorgang mit der zweiten Teigkugel.

10. Backen Sie die Pizzaböden im vorgeheizten Ofen 8–10 Minuten lang vor, oder bis sie fest und leicht goldbraun sind.

11. Nehmen Sie die vorgebackenen Krusten aus dem Ofen und fügen Sie Ihre Lieblingsbeläge hinzu.

12. Die Pizzen wieder in den Ofen schieben und weitere 10–12 Minuten backen, oder bis die

Krusten goldbraun und knusprig sind und der Belag durchgewärmt ist.

13. In Scheiben schneiden und heiß servieren.

Serviervorschläge: Passen Sie Ihren glutenfreien Pizzaboden mit Ihren Lieblingsbelägen wie Tomatensauce, Käse, Gemüse und Proteinoptionen wie Hühnchen oder Tofu an. Genießen Sie es als köstliches und sättigendes Abendessen für die ganze Familie.

Chinesische Pfannengerichte

- **Vorbereitungszeit:** 30 Minuten
- **Dient:** 4
- **Größe pro Portion:** 1 Tasse

Zutaten:

- 1 Esslöffel Sesamöl
- 2 Esslöffel Sojasauce (oder Tamari für die glutenfreie Variante verwenden)
- 1 Esslöffel Reisessig
- 1 Esslöffel Honig oder Ahornsirup
- 1 Teelöffel Maisstärke
- 2 Esslöffel Pflanzenöl

- 1 Pfund Hähnchenbrust oder Tofu, in mundgerechte Stücke geschnitten
- 2 Knoblauchzehen, gehackt
- 1 Esslöffel Ingwer, gehackt
- 1 Paprika, in Scheiben geschnitten
- 1 Tasse Brokkoliröschen
- 1 Tasse geschnittene Karotten
- 1 Tasse Zuckerschoten
- Gekochter Reis oder Nudeln zum Servieren

Nährwert-Information: (pro Portion) Kalorien: 250 | Gesamtfett: 10 g | Kohlenhydrate: 20g | Ballaststoffe: 5g | Protein: 20g

Anweisungen:

1. In einer kleinen Schüssel Sesamöl, Sojasauce, Reisessig, Honig (oder Ahornsirup) und Maisstärke zu einer Sauce verrühren. Beiseite legen.
2. Pflanzenöl in einer Pfanne oder einem Wok bei mittlerer bis hoher Hitze erhitzen.
3. Gehackten Knoblauch und gehackten Ingwer in die Pfanne geben und 1 Minute anbraten, bis ein angenehmer Duft entsteht.

4. Hähnchenbrust oder Tofu in die Pfanne geben und braten, bis sie braun und durchgegart sind.

5. In Scheiben geschnittene Paprika, Brokkoliröschen, geschnittene Karotten und Zuckerschoten in die Pfanne geben. 3–4 Minuten unter Rühren braten, bis das Gemüse zart-knusprig ist.

6. Gießen Sie die vorbereitete Soße über das Huhn oder den Tofu und das Gemüse in der Pfanne. Gut umrühren, um alles gleichmäßig zu bedecken.

7. Weitere 2-3 Minuten kochen, bis die Sauce leicht eindickt und die Pfannenzutaten bedeckt.

8. Vom Herd nehmen und die chinesischen Pfannengerichte heiß über gekochtem Reis oder Nudeln servieren.

Serviervorschläge: Genießen Sie diese würzige chinesische Pfanne mit Reis oder Nudeln Ihrer Wahl für ein sättigendes und gesundes Abendessen. Für zusätzlichen Geschmack und Präsentation mit geschnittenen Frühlingszwiebeln, Sesamkörnern oder zerstoßenen roten Paprikaflocken garnieren. Passen

Sie die Pfanne individuell an, indem Sie Ihr Lieblingsgemüse oder Proteinoptionen wie Garnelen oder Rindfleisch hinzufügen.

Gebratener Austernpilzbrei

- **Vorbereitungszeit:** 30 Minuten
- **Dient:** 4
- **Größe pro Portion:** 1 Tasse

Zutaten:

- 1 Pfund Austernpilze, gereinigt und in Scheiben geschnitten
- 2 Esslöffel Olivenöl
- 2 Knoblauchzehen, gehackt
- 1 Zwiebel, fein gehackt
- 1/2 Teelöffel geräuchertes Paprikapulver
- Salz und schwarzer Pfeffer nach Geschmack
- Gehackte frische Petersilie zum Garnieren (optional)

Nährwert-Information: (pro Portion) Kalorien: 120 | Gesamtfett: 7g | Kohlenhydrate: 12g | Ballaststoffe: 3g | Protein: 5g

Anweisungen:

1. Olivenöl in einer Pfanne bei mittlerer Hitze
    erwärmen. Gehackten Knoblauch und
    gehackte Zwiebeln hinzufügen und 2-3
    Minuten anbraten, bis sie weich sind.
2. In Scheiben geschnittene Austernpilze in die
    Pfanne geben und 5–7 Minuten kochen, bis sie
    ihre Feuchtigkeit abgeben und goldbraun und
    knusprig werden.
3. Die Pilze mit geräuchertem Paprika, Salz und
    schwarzem Pfeffer abschmecken. Zum
    Kombinieren umrühren.
4. Unter gelegentlichem Rühren weitere 2-3
    Minuten weitergaren, bis die Pilze durchgegart
    und knusprig sind.
5. Nach dem Garen die Pfanne vom Herd
    nehmen und die gebratenen Austernpilze in
    eine Servierschüssel geben.
6. Nach Belieben mit gehackter frischer Petersilie
    garnieren.
7. Servieren Sie den gebratenen Austernpilzbrei
    heiß als aromatische und nahrhafte Beilage

oder als Belag für Salate, Sandwiches oder Körnerschalen.

Serviervorschläge: Genießen Sie dieses knusprige und herzhafte frittierte Austernpilzpüree als leckere Alternative zu herkömmlichem Kartoffelpüree. Servieren Sie es zusammen mit Ihrem Lieblingsprotein wie gegrilltem Hähnchen, Fisch oder Tofu für eine vollständige und sättigende Mahlzeit. Sie können es auch als Füllung für Wraps oder Tacos verwenden, eine köstliche Variante auf pflanzlicher Basis.

Schneller Bohnenauflauf

- **Vorbereitungszeit:** 35 Minuten
- **Dient:** 6
- **Größe pro Portion:** 1 Tasse

Zutaten:

- 2 Dosen (je 15 Unzen) Bohnen (schwarze Bohnen, Kidneybohnen oder eine Mischung), abgetropft und abgespült
- 1 Zwiebel, gewürfelt
- 2 Knoblauchzehen, gehackt
- 1 Paprika, gewürfelt

- 1 Tasse Maiskörner (frisch oder gefroren)
- 1 Dose (14,5 Unzen) gewürfelte Tomaten
- 1 Teelöffel Chilipulver
- 1/2 Teelöffel Kreuzkümmel
- Salz und schwarzer Pfeffer nach Geschmack
- 1 Tasse geriebener Käse (Mozzarella oder Cheddar), optional
- Frischer Koriander zum Garnieren (optional)

Nährwert-Information: (pro Portion, ohne Käse) Kalorien: 200 | Gesamtfett: 2g | Kohlenhydrate: 35g | Ballaststoffe: 10g | Protein: 12g

Anweisungen:

1. Heizen Sie Ihren Backofen auf 375 °F (190 °C) vor.
2. In einer großen Pfanne Olivenöl bei mittlerer Hitze erhitzen. Gewürfelte Zwiebeln hinzufügen und ca. 3-4 Minuten kochen, bis sie weich sind.
3. Gehackten Knoblauch und gewürfelte Paprika in die Pfanne geben. Weitere 2-3 Minuten kochen, bis das Gemüse weich ist.
4. Abgetropfte und abgespülte Bohnen, Maiskörner, Tomatenwürfel, Chilipulver,

Kreuzkümmel, Salz und schwarzen Pfeffer in die Pfanne geben. Zum Kombinieren umrühren.

5. Kochen Sie die Bohnenmischung 5–7 Minuten lang unter gelegentlichem Rühren, bis sie durchgewärmt ist und die Aromen miteinander verschmelzen.

6. Die Bohnenmischung in eine gefettete Auflaufform geben.

7. Wenn Sie geriebenen Käse verwenden, streuen Sie ihn gleichmäßig über die Bohnenmischung.

8. Im vorgeheizten Ofen 20–25 Minuten backen, oder bis der Auflauf Blasen bildet und der Käse geschmolzen und goldbraun ist.

9. Aus dem Ofen nehmen und vor dem Servieren einige Minuten abkühlen lassen.

10. Nach Belieben mit frischem Koriander garnieren.

11. Servieren Sie den schnellen Bohnenauflauf heiß als herzhaftes und nahrhaftes Abendessen.

Serviervorschläge: Genießen Sie diesen würzigen schnellen Bohnenauflauf pur oder mit einer Beilage aus gekochtem Reis, Quinoa oder knusprigem Brot für eine komplette und sättigende Mahlzeit. Sie können es auch mit Avocadoscheiben, Salsa oder griechischem Joghurt belegen, um ihm mehr Geschmack und Cremigkeit zu verleihen.

Cremiger Thunfisch-Brokkoli-Reis

- **Vorbereitungszeit:** 30 Minuten
- **Dient:** 4
- **Größe pro Portion:** 1 Tasse

Zutaten:

- 1 Tasse weißer Langkornreis
- 2 Tassen Wasser oder Hühnerbrühe
- 1 Esslöffel Olivenöl
- 1 Zwiebel, gewürfelt
- 2 Knoblauchzehen, gehackt
- 2 Tassen Brokkoliröschen
- 2 Dosen (je 5 Unzen) Thunfisch, abgetropft
- 1/2 Tasse griechischer Naturjoghurt
- 1/4 Tasse geriebener Parmesankäse
- Salz und schwarzer Pfeffer nach Geschmack

- Gehackte frische Petersilie zum Garnieren (optional)

Nährwert-Information: (pro Portion) Kalorien: 300 | Gesamtfett: 7g | Kohlenhydrate: 35g | Ballaststoffe: 3g | Protein: 25g

Anweisungen:

1. Spülen Sie den Reis unter kaltem Wasser ab, bis das Wasser klar ist. Gut abtropfen lassen.

2. In einem Topf Wasser oder Hühnerbrühe zum Kochen bringen. Den abgespülten Reis hinzufügen, die Hitze reduzieren, abdecken und 18–20 Minuten köcheln lassen, oder bis der Reis weich ist und die Flüssigkeit aufgesogen ist.

3. In einer großen Pfanne Olivenöl bei mittlerer Hitze erhitzen. Gewürfelte Zwiebeln und gehackten Knoblauch dazugeben und 2-3 Minuten anbraten, bis sie weich sind und duften.

4. Brokkoliröschen in die Pfanne geben und 4-5 Minuten kochen, bis sie zart-knusprig sind.

5. Den abgetropften Thunfisch in die Pfanne geben und mit der Zwiebel-Brokkoli-Mischung verrühren.

6. Gekochten Reis, griechischen Naturjoghurt und geriebenen Parmesankäse unterrühren. Gut vermischen, bis alles gleichmäßig bedeckt und durchgewärmt ist.

7. Je nach Geschmack mit schwarzem Pfeffer und Salz würzen.

8. Nach Belieben mit gehackter frischer Petersilie garnieren.

9. Servieren Sie den cremigen Thunfisch-Brokkoli-Reis heiß als wohltuende und nahrhafte Option zum Abendessen.

Serviervorschläge: Genießen Sie dieses cremige Thunfisch-Brokkoli-Reisgericht pur oder mit einem Beilagensalat für eine ausgewogene und sättigende Mahlzeit. Sie können das Gericht auch individuell gestalten, indem Sie für zusätzlichen Geschmack und Nährwert anderes Gemüse wie Paprika, Erbsen oder Spinat hinzufügen.

Desserts/Snacks für Blutgruppe O

Ingwer-Schokoladen-Pfundkuchen

- **Vorbereitungszeit:** 1 Stunde 30 Minuten
- **Dient:** 8
- **Größe pro Portion:** 1 Scheibe

Zutaten:

- 1 1/2 Tassen Mandelmehl
- 1/2 Tasse ungesüßtes Kakaopulver
- 1 Teelöffel Backpulver
- 1/2 Teelöffel Backpulver
- 1/4 Teelöffel Salz
- 1/2 Tasse Honig oder Ahornsirup
- 1/4 Tasse geschmolzenes Kokosöl
- 3 große Eier
- 1/4 Tasse griechischer Naturjoghurt
- 2 Teelöffel Vanilleextrakt
- 2 Teelöffel gemahlener Ingwer
- 1/2 Tasse gehackte dunkle Schokolade (mindestens 70 % Kakao)
- Gehobelte Mandeln zum Garnieren (optional)

Nährwert-Information: (pro Portion) Kalorien: 280 | Gesamtfett: 20 g | Kohlenhydrate: 20g | Faser: 4g | Protein: 8g

Anweisungen:

1. Heizen Sie Ihren Backofen auf 350 °F (175 °C) vor. Eine Kastenform mit Kokosöl bestreichen oder mit Backpapier auslegen.

2. In einer großen Rührschüssel Kakaopulver, Mandelmehl, Backpulver, Backpulver und Salz verrühren.

3. In einer anderen Schüssel Honig oder Ahornsirup, geschmolzenes Kokosöl, Eier, griechischen Joghurt, Vanilleextrakt und gemahlenen Ingwer verrühren, bis alles gut vermischt ist.

4. Gießen Sie Ihre feuchten Zutaten in Ihre trockenen Zutaten und vermischen Sie alles, bis alles gut vermischt ist.

5. Die gehackte dunkle Schokolade vorsichtig unterheben, bis sie gleichmäßig im Teig verteilt ist.

6. Den Teig in die vorbereitete Kastenform füllen und gleichmäßig verteilen.

7. Bei Bedarf gehobelte Mandeln über den Teig streuen.

8. Im vorgeheizten Backofen 55–60 Minuten backen, oder wenn ein (in die Mitte) gesteckter Zahnstocher sauber herauskommt.

9. Nehmen Sie den Rührkuchen aus dem Ofen und lassen Sie ihn 10–15 Minuten in der Form abkühlen, bevor Sie ihn zum vollständigen Abkühlen auf ein Kuchengitter legen.

10. Nach dem Abkühlen den Ingwer-Schokoladen-Pfundkuchen in Scheiben schneiden und servieren.

Serviervorschläge: Genießen Sie diesen saftigen und aromatischen Ingwer-Schokoladen-Pfundkuchen als köstliches Dessert oder Snack. Servieren Sie es mit einem Klecks griechischem Joghurt oder Schlagsahne und frischen Beeren für einen köstlichen Genuss. Alternativ können Sie es zusammen mit einer Tasse Kräutertee oder Kaffee für einen gemütlichen Nachmittagsgenuss genießen.

Mandelmakronen

- **Vorbereitungszeit:** 45 Minuten
- **Dient:** 12 (2 Makronen pro Portion)
- **Größe pro Portion:** 2 Makronen

Zutaten:

- 2 Tassen Mandelmehl
- 1/2 Tasse Honig oder Ahornsirup
- 2 große Eiweiße
- 1 Teelöffel Mandelextrakt
- Prise Salz
- Mandelblättchen zum Garnieren (optional)

Nährwert-Information: (pro Portion) Kalorien: 160 | Gesamtfett: 10 g | Kohlenhydrate: 15g | Ballaststoffe: 2g | Protein: 5g

Anweisungen:

1. Heizen Sie Ihren Backofen auf 325 °F (160 °C) vor. Ein Backblech mit Backpapier auslegen.
2. In einer großen Rührschüssel Mandelmehl, Honig oder Ahornsirup, Eiweiß, Mandelextrakt und eine Prise Salz vermischen. Mischen, bis ein klebriger Teig entsteht.

3. Formen Sie den Teig mit einem kleinen
   Kekslöffel oder Ihren Händen zu kleinen
   Kugeln und legen Sie diese auf das
   vorbereitete Backblech.
4. Drücken Sie mit der Rückseite eines Löffels
   oder mit den Fingern leicht auf jede Kugel, um
   sie flach zu machen.
5. Wenn Sie möchten, drücken Sie zum
   Garnieren eine gehobelte Mandel in die Mitte
   jeder Makrone.
6. Im vorgeheizten Ofen 15–18 Minuten backen
   oder bis die Makronen an den Rändern
   goldbraun sind.
7. Nehmen Sie die Makronen aus dem Ofen und
   lassen Sie sie 5 Minuten lang auf dem
   Backblech abkühlen, bevor Sie sie zum
   vollständigen Abkühlen auf einen Rost legen.
8. Nach dem Abkühlen die Mandelmakronen
   servieren und genießen!

Serviervorschläge: Diese Mandelmakronen eignen
sich hervorragend als glutenfreies Dessert oder
Snack. Genießen Sie sie mit einer Tasse Kräutertee

oder Kaffee für einen gemütlichen Genuss. Bewahren Sie alle verbleibenden Portionen bis zu 3 Tage lang in einem luftdichten Behälter bei Raumtemperatur auf.

Weizenfreie Chip-Kekse

- **Vorbereitungszeit:** 40 Minuten
- **Dient:** 24 Kekse
- **Größe pro Portion:** 1 Keks

Zutaten:

- 2 Tassen Mandelmehl
- 1/2 Teelöffel Backpulver
- 1/4 Teelöffel Salz
- 1/4 Tasse Kokosöl, geschmolzen
- 1/4 Tasse Honig oder Ahornsirup
- 1 großes Ei
- 1 Teelöffel Vanilleextrakt
- 1/2 Tasse dunkle Schokoladenstückchen (mindestens 70 % Kakao)

Nährwert-Information: (pro Portion) Kalorien: 100 | Gesamtfett: 8g | Kohlenhydrate: 6g | Ballaststoffe: 1g | Protein: 2g

Anweisungen:

1. Heizen Sie Ihren Backofen auf 350 °F (175 °C) vor. Ein Backblech mit Backpapier auslegen.
2. In einer großen Rührschüssel Mandelmehl, Backpulver und Salz verrühren.
3. In einer anderen Schüssel geschmolzenes Kokosöl, Honig oder Ahornsirup, Ei und Vanilleextrakt glatt rühren.
4. Gießen Sie Ihre feuchten Zutaten in Ihre trockenen Zutaten und vermischen Sie alles, bis sich eine glatte Masse ergibt.
5. Dunkle Schokoladenstückchen vorsichtig unterheben, bis sie gleichmäßig im Teig verteilt sind.
6. Geben Sie mit einer Keksschaufel oder einem Esslöffel abgerundete Esslöffel Teig in einem Abstand von etwa 5 cm auf das vorbereitete Backblech.
7. Drücken Sie mit der Rückseite eines Löffels oder mit den Fingern leicht auf jeden Keks, um ihn etwas flacher zu machen.

8. Im vorgeheizten Ofen 10–12 Minuten backen oder bis die Kekse an den Rändern goldbraun sind.

9. Nehmen Sie die Kekse aus dem Ofen und lassen Sie sie 5 Minuten lang auf dem Backblech abkühlen, bevor Sie sie zum vollständigen Abkühlen auf einen Rost legen.

10. Nach dem Abkühlen die weizenfreien Chip-Kekse servieren und genießen!

Serviervorschläge: Genießen Sie diese köstlichen weizenfreien Chip-Kekse als sättigendes Dessert oder Snack. Servieren Sie sie mit einem Glas Mandelmilch oder Ihrem Lieblings-Heißgetränk für einen köstlichen Genuss. Bewahren Sie übrig gebliebene Kekse bis zu 5 Tage lang in einem luftdichten Behälter bei Raumtemperatur auf.

Ananas-Jello

- **Vorbereitungszeit:** 4 Stunden 15 Minuten (einschließlich Abkühlzeit)
- **Dient:** 6
- **Größe pro Portion:** 1/2 Tasse

Zutaten:

- 2 Tassen Ananassaft (ungesüßt)
- 2 Esslöffel Gelatinepulver
- 1/4 Tasse Honig oder Ahornsirup (optional, je nach Geschmack anpassen)
- 1 Tasse gewürfelte frische Ananas

Nährwert-Information: (pro Portion) Kalorien: 60 | Gesamtfett: 0g | Kohlenhydrate: 15g | Faser: 0g | Protein: 1g

Anweisungen:

1. Gießen Sie eine halbe Tasse Ananassaft in eine kleine Schüssel. Streuen Sie Gelatinepulver über den Saft und lassen Sie ihn 5 Minuten lang ruhen, damit er blüht.

2. In einem kleinen Topf die restlichen 1 1/2 Tassen Ananassaft bei mittlerer Hitze erhitzen, bis er zu köcheln beginnt.

3. Sobald es köchelt, nehmen Sie den Topf vom Herd und rühren Sie die aufgeblühte Gelatinemischung ein, bis sie sich vollständig aufgelöst hat.

4. Wenn Sie Honig oder Ahornsirup verwenden, rühren Sie diesen in die Ananassaftmischung

ein, bis er sich aufgelöst hat. Passen Sie die Süße nach Geschmack an.

5. Lassen Sie die Mischung etwas abkühlen, bevor Sie sie in einzelne Serviergläser oder eine große Servierschüssel füllen.

6. Gewürfelte frische Ananas mit der Ananassaftmischung in die Gläser oder Schüsseln geben.

7. Stellen Sie die Gläser oder die Schüssel zum Abkühlen mindestens 4 Stunden lang in den Kühlschrank, oder bis die Götterspeise fest ist.

8. Nach dem Festwerden das Ananasgelee gekühlt servieren und genießen!

Serviervorschläge: Servieren Sie dieses erfrischende Ananas-Gelee als leichtes und fruchtiges Dessert oder Snack. Für zusätzlichen Geschmack und Präsentation mit zusätzlichen Ananaswürfeln oder frischen Minzblättern garnieren. Für eine tropische Note können Sie das Wackelpudding auch mit Kokoscreme oder Joghurt überziehen. Decken Sie alle Reste ab und bewahren Sie sie bis zu 3 Tage im Kühlschrank auf.

Kürbiskuchen

- **Vorbereitungszeit:** 1 Stunde 30 Minuten

- **Dient:** 8

- **Größe pro Portion:** 1 Scheibe

Zutaten: *Für die Kruste:*

- 1 1/2 Tassen Mandelmehl

- 1/4 Tasse Kokosöl, geschmolzen

- 1 Esslöffel Honig oder Ahornsirup

- 1/2 Teelöffel gemahlener Zimt

- Prise Salz

Für die Füllung:

- 1 Dose (15 Unzen) Kürbispüree

- 3/4 Tasse Kokosmilch (vollfett)

- 1/2 Tasse Honig oder Ahornsirup

- 2 große Eier

- 1 Teelöffel Vanilleextrakt

- 1 Teelöffel gemahlener Zimt

- 1/2 Teelöffel gemahlener Ingwer

- 1/4 Teelöffel gemahlene Muskatnuss

- Prise Salz

Nährwert-Information: (pro Portion) Kalorien: 300 | Gesamtfett: 20 g | Kohlenhydrate: 25g | Ballaststoffe: 5g | Protein: 6g

Anweisungen:

1. Heizen Sie Ihren Backofen auf 350 °F (175 °C) vor. Eine 9-Zoll-Kuchenform mit Kokosöl bestreichen.

2. In einer mittelgroßen Schüssel Mandelmehl, geschmolzenes Kokosöl, Honig oder Ahornsirup, gemahlenen Zimt und eine Prise Salz vermischen, bis ein Teig entsteht.

3. Drücken Sie den Teig gleichmäßig auf den Boden und die Seiten der vorbereiteten Kuchenform.

4. In einer großen Rührschüssel Kürbispüree, Kokosmilch, Honig oder Ahornsirup, Eier, Vanilleextrakt, gemahlenen Zimt, gemahlenen

Ingwer, gemahlene Muskatnuss und eine Prise Salz glatt rühren.

5. Gießen Sie Ihre Kürbismischung in Ihre vorbereitete Kruste.

6. Die Kuchenform auf ein Backblech stellen und in den vorgeheizten Backofen schieben.

7. 52–60 Minuten backen oder bis die Füllung fest ist und eine goldbraune Kruste entsteht.

8. Nehmen Sie Ihren Kürbiskuchen aus dem Ofen und lassen Sie ihn auf dem Kuchengitter vollständig abkühlen.

9. Nach dem Abkühlen den Kürbiskuchen in Scheiben schneiden und servieren.

Serviervorschläge: Servieren Sie diesen köstlichen Kürbiskuchen als festliches Dessert für besondere Anlässe oder als wohlige Leckerei im Herbst. Belegen Sie jede Scheibe mit einem Klecks geschlagener Kokoscreme.

Getränke/Smoothies für Blutgruppe O

Reismilch

- **Vorbereitungszeit:** 10 Minuten
- **Dient:** 4
- **Größe pro Portion:** 1 Tasse

Zutaten:

- 1 Tasse gekochter Reis (weiß oder braun)
- 4 Tassen Wasser
- 1-2 Esslöffel Honig oder Ahornsirup (optional)
- 1 Teelöffel Vanilleextrakt (optional)
- Prise Salz

Nährwert-Information: (pro Portion) Kalorien: 70 | Gesamtfett: 0g | Kohlenhydrate: 15g | Faser: 0g | Protein: 1g

Anweisungen:

1. In einem Mixer gekochten Reis und Wasser vermischen.
2. 1–2 Minuten bei hoher Geschwindigkeit mixen, bis die Mischung glatt und gut vermischt ist.
3. Die Mischung durch ein feinmaschiges Sieb oder ein Käsetuch in eine große Schüssel oder

einen Krug abseihen, um alle restlichen Reiskörner zu entfernen.

4. Nach Belieben die Reismilch mit Honig oder Ahornsirup süßen und für den Geschmack Vanilleextrakt hinzufügen.
5. Zum Ausgleich eine Prise Salz einrühren.
6. Füllen Sie die Reismilch in eine Glasflasche oder ein Glas und stellen Sie sie in den Kühlschrank, bis sie abgekühlt ist.
7. Die Reismilch kalt servieren und genießen!

Serviervorschläge: Genießen Sie Reismilch als milchfreie Alternative zu Kuhmilch in Ihren Lieblingsgetränken, Müslis oder Rezepten. Verwenden Sie es als Basis für Smoothies, gießen Sie es über Müsli oder genießen Sie es pur als erfrischendes Getränk. Passen Sie die Süße und die Aromen an Ihre persönlichen Geschmacksvorlieben an. Bewahren Sie die Reste bis zu 4–5 Tage im Kühlschrank auf.

Walnussmilch

- **Vorbereitungszeit:** 10 Minuten (plus Einweichzeit)

- **Dient:** 4
- **Größe pro Portion:** 1 Tasse

Zutaten:

- 1 Tasse rohe Walnüsse
- 4 Tassen Wasser
- 1-2 Esslöffel Honig oder Ahornsirup (optional)
- 1 Teelöffel Vanilleextrakt (optional)
- Prise Salz

Nährwert-Information: (pro Portion) Kalorien: 200 | Gesamtfett: 20 g | Kohlenhydrate: 4g | Ballaststoffe: 2g | Protein: 4g

Anweisungen:

1. Die rohen Walnüsse in eine Schüssel geben und mit Wasser bedecken. Lassen Sie sie mindestens 4 Stunden oder über Nacht einweichen.

2. Nach dem Einweichen die Walnüsse abtropfen lassen und unter kaltem Wasser abspülen.

3. In einem Mixer eingeweichte Walnüsse und 4 Tassen frisches Wasser vermischen.

4. Bei hoher Geschwindigkeit 2–4 Minuten lang mixen, bis eine glatte und cremige Mischung entsteht.

5. Die Walnussmilch durch ein feinmaschiges Sieb, einen Nussmilchbeutel oder ein Käsetuch in eine große Schüssel oder einen Krug abseihen, um das restliche Walnussmark zu entfernen.

6. Nach Belieben die Walnussmilch mit Honig oder Ahornsirup süßen und für den Geschmack Vanilleextrakt hinzufügen.

7. Zum Ausgleich eine Prise Salz einrühren.

8. Füllen Sie die Walnussmilch in eine Glasflasche oder ein Glas und stellen Sie sie in den Kühlschrank, bis sie abgekühlt ist.

9. Die Walnussmilch kalt servieren und genießen!

Serviervorschläge: Verwenden Sie Walnussmilch als cremige und nussige milchfreie Alternative für Ihren Morgenkaffee, Tee oder Smoothies. Genießen Sie es über Müsli, Haferflocken oder Müsli oder verwenden Sie es in Back- und Kochrezepten. Experimentieren Sie mit Geschmacksvariationen, indem Sie für eine köstliche Note Kakaopulver, Zimt oder Datteln hinzufügen. Bewahren Sie die Reste bis zu 4–5 Tage im Kühlschrank auf.

Ananas-Protein-Shake

- **Vorbereitungszeit:** 5 Minuten
- **Dient:** 1
- **Größe pro Portion:** 1 Glas

Zutaten:

- 1 Tasse frische oder gefrorene Ananasstücke
- 1/2 Tasse griechischer Naturjoghurt
- 1/2 Tasse ungesüßte Mandelmilch
- 1 Messlöffel Vanille-Proteinpulver
- 1 Esslöffel Honig oder Ahornsirup (optional)
- Eiswürfel (bei Verwendung frischer Ananas)

Nährwert-Information: (pro Portion) Kalorien: 250 | Gesamtfett: 2g | Kohlenhydrate: 35g | Ballaststoffe: 3g | Protein: 25g

Anweisungen:

1. In einem Mixer Ananasstücke, griechischen Naturjoghurt, ungesüßte Mandelmilch, Vanilleproteinpulver und Honig oder Ahornsirup (falls verwendet) vermischen.

2. Wenn Sie frische Ananas verwenden und einen kälteren Shake wünschen, geben Sie eine Handvoll Eiswürfel in den Mixer.

3. Alle Zutaten 1-2 Minuten lang auf höchster Stufe mixen, bis eine glatte, cremige Masse entsteht.

4. Probieren Sie den Shake und passen Sie bei Bedarf die Süße an, indem Sie nach Belieben mehr Honig oder Ahornsirup hinzufügen.

5. Den Ananas-Proteinshake in ein Glas füllen und sofort servieren.

Serviervorschläge: Genießen Sie diesen erfrischenden Ananas-Proteinshake als nahrhaftes Frühstück oder Snack nach dem Training. Passen Sie den Shake individuell an, indem Sie Spinat oder Grünkohl für zusätzliches Grün hinzufügen oder eine Handvoll Beeren für zusätzlichen Geschmack und Antioxidantien hinzufügen. Für eine tropische Note mit einer Ananasscheibe oder einer Prise Kokosraspeln garnieren.

Limonade

- **Vorbereitungszeit:** 10 Minuten

- **Dient:** 4
- **Größe pro Portion:** 1 Tasse

Zutaten:

- 1 Tasse frisch gepresster Zitronensaft (ca. 4-6 Zitronen)
- 4 Tassen kaltes Wasser
- 1/2 Tasse Ahornsirup oder Honig (nach Geschmack anpassen)
- Eiswürfel
- Zitronenscheiben zum Garnieren (optional)
- Frische Minzblätter zum Garnieren (optional)

Nährwert-Information: (pro Portion) Kalorien: 80 | Gesamtfett: 0g | Kohlenhydrate: 22g | Faser: 0g | Protein: 0g

Anweisungen:

1. In einem großen Krug frisch gepressten Zitronensaft, kaltes Wasser und Honig oder Ahornsirup vermischen.
2. Rühren Sie die Mischung, bis sich der Süßstoff vollständig aufgelöst hat.

3. Probieren Sie die Limonade und passen Sie
   bei Bedarf die Süße an, indem Sie mehr Honig
   oder Ahornsirup hinzufügen.

4. Geben Sie Eiswürfel in den Krug, um die
   Limonade abzukühlen, oder füllen Sie einzelne
   Gläser mit Eis.

5. Rühren Sie die Limonade vor dem Servieren
   noch einmal um, um sicherzustellen, dass die
   Zutaten gut vermischt sind.

6. Wenn Sie möchten, garnieren Sie jedes Glas
   mit einer Zitronenscheibe und einem Zweig
   frischer Minze.

7. Die Limonade kalt servieren und genießen!

Serviervorschläge: Servieren Sie diese klassische Limonade als erfrischendes Getränk an heißen Sommertagen oder zu Ihren Lieblingsgerichten. Kombinieren Sie es mit gegrilltem Fleisch, Salaten oder Sandwiches für einen erfrischenden Kontrast. Passen Sie die Limonade individuell an, indem Sie geschnittene Erdbeeren, Himbeeren oder Gurken für zusätzlichen Geschmack und optische Attraktivität hinzufügen. Decken Sie alle Reste ab und bewahren Sie sie bis zu 3 Tage im Kühlschrank auf.

Limetten-Slushie

- **Vorbereitungszeit:** 5 Minuten
- **Dient:** 2
- **Größe pro Portion:** 1 Glas

Zutaten:

- 2 Tassen Eiswürfel
- 1/2 Tasse frisch gepresster Limettensaft (ca. 4-6 Limetten)
- 1/4 Tasse Ahornsirup oder Honig (nach Geschmack anpassen)
- 1/2 Tasse kaltes Wasser
- Limettenscheiben zum Garnieren (optional)
- Frische Minzblätter zum Garnieren (optional)

Nährwert-Information: (pro Portion) Kalorien: 80 | Gesamtfett: 0g | Kohlenhydrate: 22g | Faser: 0g | Protein: 0g

Anweisungen:

1. In einem Mixer Eiswürfel, frisch gepressten Limettensaft, Honig oder Ahornsirup und kaltes Wasser vermischen.
2. 1–2 Minuten bei hoher Geschwindigkeit mixen, bis die Mischung glatt und matschig ist.

3. Probieren Sie das Slushie und passen Sie bei
   Bedarf die Süße an, indem Sie mehr Honig
   oder Ahornsirup hinzufügen.

4. Den Limetten-Slushie in Gläser füllen.

5. Wenn Sie möchten, können Sie jedes Glas mit
   einer Limettenscheibe und einem Zweig
   frischer Minze garnieren.

6. Den Limetten-Slushie sofort servieren und
   genießen!

Serviervorschläge: Servieren Sie dieses pikante
Limetten-Slushie als Erfrischungsgetränk an heißen
Tagen oder als würzige Beilage zu würzigen
Gerichten. Kombinieren Sie es mit gegrilltem Fisch,
Tacos oder Salaten für einen Hauch von
Zitrusgeschmack. Passen Sie den Slushie individuell
an, indem Sie für zusätzliche Süße und Farbe einen
Spritzer Kokoswasser oder eine Handvoll frische
Beeren hinzufügen. Experimentieren Sie zur
Abwechslung mit verschiedenen Zitrusfrüchten wie
Zitrone oder Orange.

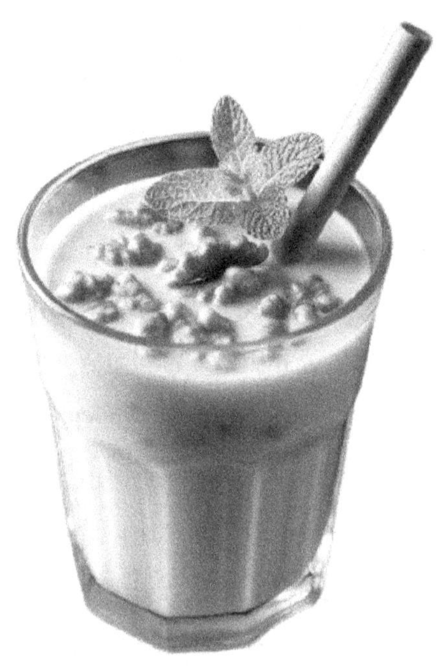

Kapitel 3

Beispiel für einen 30-Tage-Speiseplan

Bitte beachten Sie, dass der bereitgestellte Speiseplan ein Beispiel ist und nicht als Empfehlung zum Verzehr aller aufgeführten Rezepte an einem Tag interpretiert werden sollte.

Dieser Speiseplan soll Inspiration und Anleitung für eine gesunde Mahlzeitenzubereitung bieten. Sie können diesen Plan jederzeit an Ihre Vorlieben und Ernährungsbedürfnisse anpassen. Passen Sie Portionen und Zutaten an Ihre individuellen Vorlieben und Ernährungsbedürfnisse an.

Tag 1:

- Frühstück: Grünkohlsalat
- Mittagessen: Spinat-Feta-Reis
- Abendessen: Schwarze Bohnensuppe mit Fleisch
- Dessert/Snack: Ingwer-Schokoladen-Pfundkuchen
- Getränk/Smoothie: Reismilch

Tag 2:

- Frühstück: Einfaches Lachspesto
- Mittagessen: Tofu mit sautiertem Gemüse
- Abendessen: Hühner-Gemüse-Suppe
- Dessert/Snack: Mandelmakronen
- Getränk/Smoothie: Walnussmilch

Tag 3:

- Frühstück: Skandinavische Buchweizenpfannkuchen
- Mittagessen: Vegetarische Lasagne
- Abendessen: Glutenfreier Pizzaboden
- Dessert/Snack: Weizenfreie Chip-Kekse
- Getränk/Smoothie: Ananas-Protein-Shake

Tag 4:

- Frühstück: Pochierte Eier und Süßkartoffeln
- Mittagessen: Garnelen mit Curry
- Abendessen: Chinesische Pfannengerichte
- Dessert/Snack: Ananas-Jello
- Getränk/Smoothie: Limonade

Tag 5:

- Frühstück: Omelett mit Lammwürfeln und Paprika

- Mittagessen: Gebratenes Hähnchen mit Zitronenkräutern und grünen Bohnen
- Abendessen: Gebratener Austernpilzbrei
- Dessert/Snack: Kürbiskuchen
- Getränk/Smoothie: Limetten-Slushie

Tag 6:

- Frühstück: Sardinenfrikadellen
- Mittagessen: Glutenfreier, im Ofen gebratener Kabeljau
- Abendessen: Schneller Bohnenauflauf
- Dessert/Snack: Gebratenes Hähnchen mit Zitronenkräutern und grünen Bohnen
- Getränk/Smoothie: Reismilch

Tag 7:

- Frühstück: Gebratene Pastinaken
- Mittagessen: Rosensauce mit Pasta
- Abendessen: Cremiger Thunfisch-Brokkoli-Reis
- Dessert/Snack: Weizenfreie Chip-Kekse
- Getränk/Smoothie: Walnussmilch

Tag 8:

- Frühstück: Grünkohlsalat
- Mittagessen: Spinat-Feta-Reis
- Abendessen: Schwarze Bohnensuppe mit Fleisch
- Dessert/Snack: Mandelmakronen
- Getränk/Smoothie: Ananas-Protein-Shake

Tag 9:

- Frühstück: Einfaches Lachspesto
- Mittagessen: Tofu mit sautiertem Gemüse
- Abendessen: Hühner-Gemüse-Suppe
- Dessert/Snack: Ananas-Jello
- Getränk/Smoothie: Limonade

Tag 10:

- Frühstück: Skandinavische Buchweizenpfannkuchen
- Mittagessen: Vegetarische Lasagne
- Abendessen: Glutenfreier Pizzaboden
- Dessert/Snack: Kürbiskuchen
- Getränk/Smoothie: Limetten-Slushie

Tag 11:

- Frühstück: Pochierte Eier und Süßkartoffeln
- Mittagessen: Garnelen mit Curry
- Abendessen: Chinesische Pfannengerichte
- Dessert/Snack: Ingwer-Schokoladen-Pfundkuchen
- Getränk/Smoothie: Walnussmilch

Tag 12:

- Frühstück: Omelett mit Lammwürfeln und Paprika
- Mittagessen: Gebratenes Hähnchen mit Zitronenkräutern und grünen Bohnen
- Abendessen: Gebratener Austernpilzbrei
- Dessert/Snack: Weizenfreie Chip-Kekse
- Getränk/Smoothie: Reismilch

Tag 13:

- Frühstück: Sardinenfrikadellen
- Mittagessen: Glutenfreier, im Ofen gebratener Kabeljau
- Abendessen: Schneller Bohnenauflauf
- Dessert/Snack: Mandelmakronen

- Getränk/Smoothie: Ananas-Protein-Shake

Tag 14:

- Frühstück: Gebratene Pastinaken
- Mittagessen: Rosensauce mit Pasta
- Abendessen: Cremiger Thunfisch-Brokkoli-Reis
- Dessert/Snack: Ananas-Jello
- Getränk/Smoothie: Limonade

Tag 15:

- Frühstück: Grünkohlsalat
- Mittagessen: Spinat-Feta-Reis
- Abendessen: Schwarze Bohnensuppe mit Fleisch
- Dessert/Snack: Kürbiskuchen
- Getränk/Smoothie: Limetten-Slushie

Tag 16:

- Frühstück: Einfaches Lachspesto
- Mittagessen: Tofu mit sautiertem Gemüse
- Abendessen: Hühner-Gemüse-Suppe
- Dessert/Snack: Ingwer-Schokoladen-Pfundkuchen

- Getränk/Smoothie: Walnussmilch

Tag 17:

- Frühstück: Skandinavische Buchweizenpfannkuchen
- Mittagessen: Vegetarische Lasagne
- Abendessen: Glutenfreier Pizzaboden
- Dessert/Snack: Weizenfreie Chip-Kekse
- Getränk/Smoothie: Ananas-Protein-Shake

Tag 18:

- Frühstück: Pochierte Eier und Süßkartoffeln
- Mittagessen: Garnelen mit Curry
- Abendessen: Chinesische Pfannengerichte
- Dessert/Snack: Mandelmakronen
- Getränk/Smoothie: Limonade

Tag 19:

- Frühstück: Omelett mit Lammwürfeln und Paprika
- Mittagessen: Gebratenes Hähnchen mit Zitronenkräutern und grünen Bohnen
- Abendessen: Gebratener Austernpilzbrei
- Dessert/Snack: Ananas-Jello

- Getränk/Smoothie: Limetten-Slushie

Tag 20:

- Frühstück: Sardinenfrikadellen
- Mittagessen: Glutenfreier, im Ofen gebratener Kabeljau
- Abendessen: Schneller Bohnenauflauf
- Dessert/Snack: Kürbiskuchen
- Getränk/Smoothie: Reismilch

Tag 21:

- Frühstück: Gebratene Pastinaken
- Mittagessen: Rosensauce mit Pasta
- Abendessen: Cremiger Thunfisch-Brokkoli-Reis
- Dessert/Snack: Weizenfreie Chip-Kekse
- Getränk/Smoothie: Walnussmilch

Tag 22:

- Frühstück: Grünkohlsalat
- Mittagessen: Spinat-Feta-Reis
- Abendessen: Schwarze Bohnensuppe mit Fleisch

- Dessert/Snack: Ingwer-Schokoladen-Pfundkuchen
- Getränk/Smoothie: Ananas-Protein-Shake

Tag 23:

- Frühstück: Einfaches Lachspesto
- Mittagessen: Tofu mit sautiertem Gemüse
- Abendessen: Hühner-Gemüse-Suppe
- Dessert/Snack: Mandelmakronen
- Getränk/Smoothie: Limonade

Tag 24:

- Frühstück: Skandinavische Buchweizenpfannkuchen
- Mittagessen: Vegetarische Lasagne
- Abendessen: Glutenfreier Pizzaboden
- Dessert/Snack: Ananas-Jello
- Getränk/Smoothie: Limetten-Slushie

Tag 25:

- Frühstück: Pochierte Eier und Süßkartoffeln
- Mittagessen: Garnelen mit Curry
- Abendessen: Chinesische Pfannengerichte
- Dessert/Snack: Kürbiskuchen

- Getränk/Smoothie: Reismilch

Tag 26:

- Frühstück: Omelett mit Lammwürfeln und Paprika
- Mittagessen: Gebratenes Hähnchen mit Zitronenkräutern und grünen Bohnen
- Abendessen: Gebratener Austernpilzbrei
- Dessert/Snack: Weizenfreie Chip-Kekse
- Getränk/Smoothie: Walnussmilch

Tag 27:

- Frühstück: Sardinenfrikadellen
- Mittagessen: Glutenfreier, im Ofen gebratener Kabeljau
- Abendessen: Schneller Bohnenauflauf
- Dessert/Snack: Ananas-Jello
- Getränk/Smoothie: Ananas-Protein-Shake

Tag 28:

- Frühstück: Gebratene Pastinaken
- Mittagessen: Rosensauce mit Pasta
- Abendessen: Cremiger Thunfisch-Brokkoli-Reis

- Dessert/Snack: Ingwer-Schokoladen-Pfundkuchen
- Getränk/Smoothie: Limonade

Tag 29:

- Frühstück: Grünkohlsalat
- Mittagessen: Spinat-Feta-Reis
- Abendessen: Schwarze Bohnensuppe mit Fleisch
- Dessert/Snack: Mandelmakronen
- Getränk/Smoothie: Limetten-Slushie

Tag 30:

- Frühstück: Einfaches Lachspesto
- Mittagessen: Tofu mit sautiertem Gemüse
- Abendessen: Hühner-Gemüse-Suppe
- Dessert/Snack: Weizenfreie Chip-Kekse
- Getränk/Smoothie: Reismilch

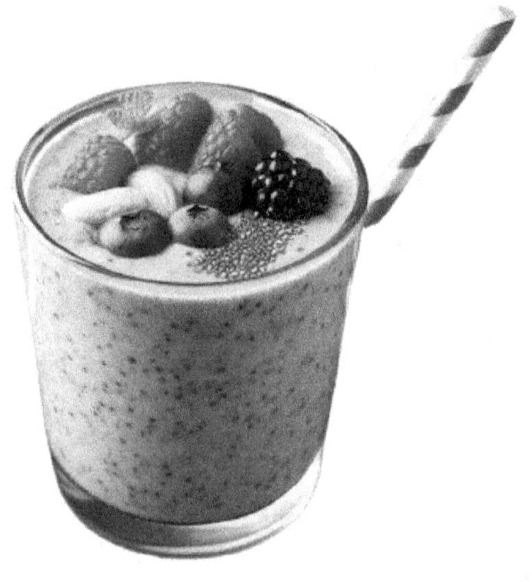

Kapitel 4

Abschluss

Mit diesem Kochbuch verfügen Sie nun über alle Werkzeuge und leckeren Rezepte, die Sie benötigen, um den Lebensstil der Blutgruppe O nahtlos zu übernehmen. Indem Sie Ihre Ernährung auf die Lebensmittel abstimmen, die auf Ihre einzigartige Biochemie abgestimmt sind, machen Sie einen großen Schritt in Richtung mehr Energie, besseres Gewichtsmanagement und geringeres Krankheitsrisiko.

Am wichtigsten ist vielleicht, dass Sie das Geheimnis gelüftet haben, wie Sie gesunde Ernährung zu etwas machen können, nach dem Sie sich tatsächlich sehnen, anstatt es zu fürchten. Die köstlichen, seelenbefriedigenden Mahlzeiten in diesem Buch beweisen, dass die optimale Ernährung Ihres Körpers weder Verzicht noch Langeweile erfordert.

Jedes Rezept war eine Geschichte, ein Beweis für die Widerstandskraft und Anpassungsfähigkeit, die mit dem Alter einhergeht. Sie wurden ausgewählt, um Freude auf Ihren Tisch und Gesundheit in Ihr Leben zu bringen. Sie wurden mit dem Wissen hergestellt, dass jede Zutat genauso wichtig ist wie jeder Moment. Wenn Sie diese Rezepte weiter erkunden, erinnern Sie sie jeden Tag daran, dass eine gute Ernährung eine Form der Selbstachtung und ein Akt der Liebe für Ihren Körper ist.

Denken Sie daran, dass dieses Buch nicht nur eine Sammlung von Rezepten ist; Es ist ein Begleiter in Ihrer Küche, ein stiller Gast an Ihrem Tisch und ein Zeuge des Lachens und der Gespräche, die bei gemeinsamen Mahlzeiten aufblühen. Es ist eine Feier des Lebens, der vergangenen Jahre und der vielen weiteren, die noch kommen werden, erfüllt von dem Reichtum, den nur gutes Essen und gute Gesellschaft bieten können.

Nehmen Sie also diese Rezepte, diese Worte und lassen Sie sie in Ihrer Küche, in Ihren Händen und in

Ihrem Herzen leben. Möge jede Mahlzeit, die Sie zubereiten, ein Schritt in Richtung Vitalität sein und möge jeder Bissen ein Vorgeschmack auf Freude sein. Auf Ihre Gesundheit, Ihr Glück und die vielen köstlichen Momente, die vor Ihnen liegen.

Genieße dein Essen!

www.ingramcontent.com/pod-product-compliance
Lightning Source LLC
Chambersburg PA
CBHW051816250726

48659CB00005B/1520